ÉTUDES

THÉORIQUE ET PRATIQUE

DES

AFFECTIONS NERVEUSES.

ÉTUDES

THÉORIQUE ET PRATIQUE

DES

AFFECTIONS NERVEUSES

CONSIDÉRÉES

SOUS LE RAPPORT DES MODIFICATIONS QU'OPÈRENT SUR ELLES

LA LUMIÈRE ET LA CHALEUR;

THÉORIE DE L'INFLAMMATION;

des ventouses vésicantes;

PAR

H. A. P. BARADUC,

DOCTEUR EN MÉDECINE,

ANCIEN INTERNE DES HOPITAUX CIVILS DE PARIS, MEMBRE DE LA SOCIÉTÉ
ANATOMIQUE ET DE LA SOCIÉTÉ MÉDICALE DU TEMPLE.

La nature est le plus habile des expérimentateurs ; elle
soumet à ses expériences tous les êtres de la création.

A PARIS,

CHEZ J.-B. BAILLIÈRE,

LIBRAIRE DE L'ACADÉMIE NATIONALE DE MÉDECINE,
rue Hautefeuille, 19 ;

A LONDRES, CHEZ H. BAILLIÈRE, 219, REGENT-STREET ;

A NEW-YORK, CHEZ H. BAILLIÈRE, LIBRAIRE ;

A MADRID, CHEZ C. BAILLY-BAILLIÈRE, CALLE DEL PRINCIPE, 14.

1850

A M. le comte de Cussy.

Mon cher ami,

Si le livre dont je vous prie d'accepter la dédicace a un avenir éphémère, ma reconnaissance et mon affection pour vous et pour les membres de votre famille lui survivront aussi longtemps que moi-même.

H^te Baraduc.

PRÉFACE.

Le travail que je publie devant servir d'introduction à un traité des maladies nerveuses, il me
semble convenable d'entrer dans quelques consi-
dérations générales sur certains phénomènes physiques qui paraissent exercer, sur le système nerveux et sur l'appareil circulatoire, une influence
qui se fait sentir sur nous d'une manière incessante.

Je chercherai à apprécier le mode d'action du
fluide électrique sur le système nerveux.

J'étudierai le mécanisme général de l'inflammation et son mode de développement; j'analyserai
les principaux résultats qu'elle détermine lorsqu'elle localise son action sur le système nerveux.

Je développerai une théorie qui me semble offrir un haut degré de probabilité, et qui me paraît
découler naturellement de l'application des lois de
la physique aux fonctions du système nerveux.

Je me hâte de déclarer que je n'attacherai aux
hypothèses que je développe, d'autre valeur que
celle que l'étude des faits leur donnera.

1

En livrant la partie théorique de ce travail au contrôle de mes confrères, je réclame d'eux l'indulgence qu'ils accordent toujours, sinon à l'œuvre, du moins à l'intention qui a présidé à son exécution.

La partie pratique de ce travail est basée sur plusieurs guérisons de maladies des systèmes nerveux cérébro-rachidien et ganglionnaire.

Je publie une première série de six observations complètes, et j'établis une statistique sur dix-neuf observations fournies par des malades, dont six sont guéris, onze sont en traitement et en voie de guérison, et deux, après avoir éprouvé une amélioration très-remarquable, ont fait une rechute sous l'influence du froid; les autres observations seront aussi publiées par séries de six, à mesure que je les compléterai.

Comme le but essentiel que je me propose est de faire connaître la méthode de traitement que j'ai employée pour obtenir les résultats que je publie, j'entrerai dans de longs détails à ce sujet; l'observation de chaque jour me démontrant la vérité de ce principe : « Il n'est pas de petite cause qui ne puisse produire de grands effets. »

PREMIÈRE PARTIE.

CONSIDÉRATIONS GÉNÉRALES

SUR

QUELQUES PHÉNOMÈNES PHYSIQUES

AU POINT DE VUE DE LEUR INFLUENCE

SUR LE SYSTÈME NERVEUX.

> La nature est le plus habile des expérimentateurs; elle soumet à ses expériences tous les êtres de la création.

Parmi les phénomènes de la nature, il en est un que l'on peut considérer comme primordial, et auquel tous les autres paraissent subordonnés. Ce phénomène est le rayonnement solaire; le rayonnement solaire résulte de l'émission de la lumière et du calorique.

Le rayon solaire est donc composé de fluide lumineux et de fluide calorifique.

Le fluide lumineux paraît être le principe de la vie considérée au point de vue du sentiment; sans lumière point de sentiment, sans sentiment point d'intelligence.

Le fluide calorifique paraît être le principe de la vie considérée au point de vue du mouvement; sans chaleur point de mouvement, sans mouvement point de vie.

La combinaison de la lumière et de la chaleur, dans des conditions déterminées, et leur action sur la matière organique primordiale que Dieu a si largement répandue à la surface du globe, donnent naissance à tous les êtres de la création : minéraux, végétaux, animaux.

Les deux fluides lumineux et calorifique ont l'un pour l'autre une grande aptitude de combinaison; mais, comme le fluide lumineux est beaucoup plus subtil que le fluide calorifique, le rayon solaire se décompose très-facilement.

La plupart des corps jouissent de la propriété de décomposer les rayons solaires; les uns en réfléchissant ou en absorbant une quantité plus ou moins grande de fluide lumineux, les autres en absorbant ou en réfléchissant des quantités variables de fluide calorifique.

Ces deux opérations, d'absorption et de réflexion de la lumière et du calorique, s'exécutent dans des proportions différentes, suivant la nature des corps et l'état de leur surface.

Si un rayon solaire tombe sur un morceau de glace, ce rayon est brisé à son point de contact avec la surface de ce corps : quelques faisceaux lumineux sont réfractés, le plus grand nombre est réfléchi par chacun des petits cristaux qui forment le glaçon; la surface du corps devient brillante, elle scintille, et deux phénomènes remarquables.

ont lieu : les faisceaux lumineux sont réfléchis ou réfractés, tandis que les faisceaux calorifiques sont presque entièrement réfléchis. Le rayonnement de chacun des petits cristaux aux cristaux voisins, mais surtout le rayonnement de la terre, fait passer la glace à l'état liquide.

Si un rayon solaire tombe sur une surface liquide, ce rayon est brisé à son point de contact avec le liquide. Le faisceau lumineux est en partie absorbé, et il subit l'action réfringente du milieu qu'il traverse ; il est en partie réfléchi, et il se perd dans l'atmosphère pour concourir à former la lumière diffuse.

Le faisceau lumineux est réfléchi par les surfaces sur lesquelles il tombe, selon une loi bien connue en physique, et de laquelle il résulte que le rayon lumineux réfléchi forme, avec la surface liquide, un angle égal à l'angle que forme le rayon incident avec la même surface. Le rayon lumineux suit, après sa réflexion, une marche déterminée qui pourrait toujours être calculée d'après la direction du rayon incident, la manière d'être de la surface sur laquelle le rayon s'est brisé et la densité du milieu qu'il traverse, si cette densité ne variait incessamment.

En même temps que le liquide réfracte et réfléchit le fluide lumineux du rayon solaire, il en absorbe le fluide calorifique ; ce fluide échauffe les différentes couches de liquide qui subissent plus particulièrement le contact du fluide direct ou du fluide réfléchi ; elles se dilatent par l'interposition des atomes calorifiques et elles deviennent plus légères. Les couches inférieures remontent à la surface, où elles subissent encore l'action solaire; la densité du liquide diminue et son volume augmente dans des proportions mesurées par la quantité du fluide calorifique absorbé. La pesanteur spécifique des différentes couches de liquide devient moins grande, et elles arrivent à un état de dilatation telle , que les couches atmosphériques inférieures se trouvent plus denses que les couches superficielles du liquide.

Celles-ci traversent une partie de l'atmosphère sous forme de vapeurs et s'arrêtent à des hauteurs différentes , suivant leur degré de raréfaction , pour se mettre en équilibre entre les couches atmosphériques supérieures qui sont moins denses qu'elles, et les couches atmosphériques inférieures qui le sont davantage.

Mais, comme l'action solaire est incessante et qu'elle s'exerce alternativement sur l'un et l'autre hémisphère, à la surface des mers comme au sommet des montagnes , il en résulte que, sur toute la surface du globe sur laquelle les rayons solaires exercent leur action , l'eau ou l'humidité répandue sur le sol absorbe le calorique direct et réfléchi qui la fait passer à l'état de vapeur.

Les vapeurs arrivées à une certaine élévation atmosphérique se réunissent en masses plus ou moins épaisses pour former les nuages. Lorsque les nuages ont acquis une certaine densité, ils exercent, sur les rayons solaires qui les frappent, une action analogue à celle qu'ont exercée le morceau de glace et la surface liquide, mais avec la modification qui résulte de la densité différente de l'eau à l'état solide, liquide et gazeux.

Le fluide lumineux du rayon solaire est en partie absorbé et en partie réfléchi ; les faisceaux absorbés éclairent la masse de vapeurs ; les faisceaux réfléchis se répandent dans l'atmosphère et forment la lumière diffuse.

Les couches de vapeurs les plus élevées absorbent le fluide calorifique des rayons solaires ; mais elles le cèdent promptement aux nuages inférieurs, et ceux-ci à l'atmosphère placée au-dessous d'eux. A mesure que les rayons solaires sont décomposés, le fluide lumineux s'accumule sur les couches de vapeurs les plus élevées, tandis que le fluide calorifique se condense dans les couches inférieures.

Les nuages supérieurs sont très-éclairés et froids ; les nuages inférieurs sont très-obscurs et chauds. Mais, en vertu de ces états différents, les nuages les plus élevés sont plus denses et plus lourds que les nuages inférieurs, tandis que ces derniers sont d'autant plus légers qu'ils sont chargés d'une plus grande quantité de calorique direct ou réfléchi. Les nuages supérieurs ou lumineux ont une tendance à se rapprocher de la terre, et les nuages inférieurs ou calorifiques une tendance à s'élever dans l'atmosphère.

De ces deux tendances contraires naît un conflit entre les nuages lumineux et les nuages calorifiques, ils se pressent et roulent l'un sur l'autre, en se faisant mutuellement obstacle ; un grondement sourd est produit par leur frottement. La pression qu'ils exercent l'un sur l'autre augmente leur densité ; ils interceptent presque entièrement la lumière. Au-dessous d'eux, l'atmosphère est sombre, lourde et chaude ; les roulements deviennent de plus en plus forts, à mesure que le conflit s'engage sur une plus large surface. La densité des nuages s'accroît encore et produit une obscurité presque complète ; enfin une déchirure s'opère sur le point le plus faible des deux nuages ou sur le point où la vapeur est le plus chargée de calorique. Alors les deux nuages se précipitent l'un contre l'autre, comme des ennemis dans une mêlée, le roulement devient continuel et augmente à chaque instant d'intensité. Le fluide lumineux et le fluide calorifique dont sont chargés ces nuages se combinent entre eux et donnent naissance à l'éclair.

L'éclair semble donc résulter de la combinaison et de la condensation des deux fluides lumineux et calorifique, pour reproduire *le rayon solaire à l'état naissant*. Les nuages se mettent en équilibre de température et de densité ; mais comme ils ont perdu, l'un son fluide lumineux, l'autre son fluide calorifique, pour former l'éclair ou reconstituer le rayon solaire à *l'état naissant*, leur température s'est subitement abaissée, la vapeur s'est condensée et a formé de l'eau ou des glaçons.

Le glaçon est d'autant mieux cristallisé que l'absorption du calorique a été plus grande et que l'étincelle a été plus forte elle-même, ou que la combinaison des deux fluides, j'allais dire des deux électricités, vitrée ou lumineuse, résineuse ou calorifique, a été plus complète. Si la combinaison des deux fluides lumineux et calorifique, pendant l'équilibration de température des nuages opposés, est moins forte, quelques éclairs ont lieu ; la température des nuages baisse moins ; l'absorption du calorique est moins complète et la grêle ne se forme point ; la vapeur condensée tombe à l'état d'eau.

Dans cette combinaison de la lumière et du calorique, il y a toujours absorption d'une certaine quantité de l'oxygène de l'eau et dégagement de son hydrogène ; ce dégagement est cause de l'odeur particulière que l'on sent après une déchárge électrique un peu forte. L'eau tombe sous forme de pluie ; elle conserve cet état liquide ou elle perd le calorique qu'elle possédait encore, et elle redevient solide pour former de nouveau la glace.

Action du rayon solaire sur les minéraux.

Nous avons vu le rayon solaire se décomposer par son contact avec la glace, avec l'eau et avec la vapeur d'eau, ces trois représentants des corps solides, liquides et gazeux. C'est dire assez que tous les corps de la nature jouissent de la propriété de décomposer les rayons solaires ; ils diffèrent seulement dans leur mode d'action, en cela que les uns ont plus d'aptitude pour la lumière que pour la chaleur, ou plus de capacité pour la chaleur que pour la lumière.

Tous les corps, d'ailleurs, diffèrent de capacité d'absorption ou de puissance de réflexion, suivant la composition spéciale de leur nature atomique, et le mode particulier d'arrangement de leurs atomes ou de leurs molécules à la surface.

Les phénomènes divers de coloration résultent du mode de décomposition du rayon solaire par la surface sur laquelle il tombe, et des rapports qui existent entre les degrés de rayonnement et d'absorption du calorique et de la lumière.

Les métaux ont plus de capacité pour le fluide calorifique que pour le fluide lumineux ; aussi sont-ils généralement considérés comme des corps bons conducteurs du calorique. Les mêmes corps absorbent une quantité d'autant plus grande de ce fluide que leur surface est plus rugueuse et qu'elle a moins de puissance à réfléchir la lumière. Lorsque la surface d'un corps est très-polie, le corps réfléchit une plus grande quantité de lumière et de calorique, il jouit d'une puissance moins grande de décomposition du rayon solaire ; aussi le corps est-il très-éclairé, il miroite et paraît blanc.

Un corps très-chargé de calorique, un métal chauffé à blanc, par exemple, cède, par le rayonnement, une grande quantité de calorique qui se combine avec la lumière diffuse et donne un éclat très-vif, lorsque le corps est placé dans l'obscurité ; mais si ce corps est exposé au soleil, son éclat s'efface en présence du rayonnement solaire direct. Les rayons solaires qui parviennent jusqu'à nous sont plus riches en faisceaux lumineux qu'en faisceaux calorifiques. La lumière, étant un fluide très-subtil, franchit la distance qui nous sépare du soleil en huit minutes treize secondes deux dixièmes, et conserve jusqu'à nous un éclat que notre œil ne peut supporter, tandis que les faisceaux calorifiques émanés du soleil perdent de leur intensité dans le trajet qu'ils parcourent, et deviennent d'autant moins puissants qu'ils se disséminent davantage dans les couches atmosphériques qu'ils traversent. Les faisceaux calorifiques qui arrivent à la terre échauffent alternativement chacun des hémisphères, à des degrés qui varient suivant l'angle d'incidence que forme le rayon solaire en arrivant à la surface du globe.

L'angle d'incidence du rayon solaire, le degré d'épaisseur des couches atmosphériques et leur densité variable, déterminent les différences de température suivant les climats et suivant les saisons.

La terre rayonne, pendant la nuit, le fluide calorifique qu'elle a absorbé pendant le jour ; d'où il résulte : 1° que la température des nuits est moins basse qu'elle ne le serait si le rayonnement n'avait point lieu ; 2° que les nuits d'hiver sont d'autant plus froides que la terre, ayant moins absorbé de calorique pendant le jour, en rayonne moins pendant la nuit ; 3° que les couches atmosphériques inférieures s'échauffent davantage par le rayonnement que les couches supérieures par l'absorption directe. Aussi les couches inférieures contrastent-elles, par leur température élevée, avec les couches supérieures dont la basse température entretient, dans les régions élevées, les glaces perpétuelles qui y règnent. Mais, comme les couches atmosphériques inférieures sont plus chaudes que les supérieures, elles tendent toujours à s'élever dans l'atmosphère, en entrainant avec elles l'humidité que le calorique a fait passer à l'état de vapeur ; elles forment des courants ascendants. Les couches supérieures, plus froides, plongent et forment des courants descendants pour remplacer les couches inférieures ; elles absorbent, au contact des couches inférieures, le calorique qui maintenait l'eau à l'état de vapeur ; cette vapeur se condense et retombe sous forme de rosée.

Dans certaines régions où la température est très-élevée, les pluies sont rares, et la rosée les remplace pendant le printemps et l'automne ; mais en été, la terre est aride et sèche, la végétation languit ou meurt.

Action du rayon solaire sur les végétaux.

Nous avons vu les minéraux décomposer les rayons solaires, absorber le fluide calorifique et s'échauffer, rayonner ensuite ce calorique et concourir ainsi à équilibrer la température de chaque corps.

Les végétaux, comme tous les corps de la nature, jouissent de la propriété de décomposer les rayons solaires ; ils réfléchissent une partie des faisceaux lumineux et en absorbent une autre partie. On sait que l'aptitude des végétaux pour la lumière est telle, qu'ils poussent leurs rameaux dans la direction où ils doivent rencontrer ce fluide. La lumière semble ainsi exercer sur eux une puissance d'attraction.

La lumière absorbée par les végétaux donne naissance à la matière verte de Priestley. Cette matière verte qui, chez les végétaux, paraît être le représentant de la substance nerveuse, ne se développe point dans le végétal privé de lumière. Les fleurs des végétaux privés de lumière se décolorent aussi. J'ai fait souvent cette expérience sur des rosiers et des lauriers-roses : lorsque les arbustes en fleurs étaient privés de lumière pendant l'espace de huit à dix jours, les fleurs perdaient leur éclat, elles pâlissaient, et, de roses qu'elles étaient, elles devenaient d'un blanc mat très-pur. La coloration reparaissait lorsque ces plantes étaient de nouveau exposées à la lumière, mais chaque fleur se fanait promptement, et le bouton lui-même ne tardait pas à tomber.

Les fruits privés de lumière ou qui se développent à l'ombre, restent pâles au lieu de prendre cette belle couleur dorée que leur donnent les rayons lumineux ; les feuilles pâlissent aussi lorsqu'on les prive de lumière. On sait quelle puissance de végétation acquiert la tige étiolée de la pomme de terre pour atteindre la lumière et aspirer ce précieux fluide.

Le fluide lumineux colore les végétaux et leur donne le degré de tonicité nécessaire à leur développement et à leur santé.

Le fluide calorifique que les végétaux absorbent dans l'air et dans le sol, produit la raréfaction des liquides, la dissolution des sels, et favorise le mouvement d'absorption de la séve, et la circulation de ce liquide dans les différentes parties du végétal.

Les causes qui déterminent l'interruption brusque des mouvements de la séve produisent la sécheresse ou la mort des végétaux ou des parties de végétaux qui sont exposés à cette influence. Ces accidents sont désignés sous le nom de *coups de vent*.

Ainsi le fluide calorifique détermine le mouvement des liquides. Le fluide lumineux favorise les combinaisons chimiques et donne à la plante son degré de sensibilité organique et de tonicité; aussi la plante s'altère promptement, elle s'étiole et devient chlorotique lorsqu'elle est privée de lumière, tandis qu'elle végète avec vigueur, elle exprime, par son port, tous les signes de la santé, lorsqu'elle se baigne dans le fluide lumineux. On sait parfaitement qu'un excès de lumière ne nuit point aux végétaux, tandis qu'un excès de chaleur leur serait fatal, s'ils ne trouvaient dans le sol et dans l'air une quantité suffisante d'humidité.

Au printemps, le fluide calorifique fait monter la séve aux extrémités des tiges pour former les bourgeons. A la fin de l'automne, le froid resserre les vaisseaux des végétaux et concentre le fluide vital dans les racines que la terre protége contre les influences extérieures. Aussi voit-on souvent des tiges de végétaux périr par l'action du froid, tandis que les racines abritées concentrent en elles toute la vitalité, pour pousser de nouveaux bourgeons au printemps, et assurer ainsi la conservation de l'individu et de l'espèce.

La température propre du végétal, celle qu'il conserve au milieu des variations atmosphériques, lui est fournie par le dégagement de calorique qui résulte de sa circulation propre. S'il arrive que, par le fait d'un excès de chaleur ou d'un excès de froid, la circulation soit enrayée, le végétal languit ou meurt.

L'excès de calorique, en desséchant la séve dans les vaisseaux eux-mêmes, met obstacle à la circulation ; le végétal meurt en partie ou en totalité, suivant que l'action a été partielle ou générale.

Le froid produit le même résultat en congelant la séve dans les vaisseaux, et en déterminant la formation des glaçons ; alors le végétal perd la température qui lui est propre, et qui provient du mouvement circulatoire, pour être soumis aux lois de la physique générale.

Action du rayon solaire sur les animaux.

Les animaux jouissent aussi de la faculté de décomposer le rayon solaire; ils absorbent, par la peau, une grande quantité de fluide lumineux direct ou réfléchi. Le fluide lumineux réfléchi est aussi absorbé par l'œil; mais ce fluide, étant encore trop voisin de l'état naissant, fatigue l'appareil de la vision; aussi l'œil est impressionné désagréablement par une lumière trop vive. Cet organe s'accommode beaucoup mieux de la lumière diffuse réfléchie.

La lumière solaire est réfléchie par les animaux suivant les conditions de surface particulières à chaque corps, qu'il soit animé ou inanimé, organique ou inorganique.

L'absorption du fluide lumineux détermine le degré de tonicité qui constitue la santé et la force.

Nous avons vu le végétal privé de lumière s'étioler et mourir; il en est ainsi de l'animal et de l'homme. La privation de la lumière décolore la peau; le sang, ne subissant plus cette influence, paraît perdre une partie de ses principes colorants; tous les tissus tombent dans un état de langueur et de pâleur maladives, les forces s'affaiblissent considérablement; l'impressionnabilité devient plus grande; l'œil lui-même acquiert, par la privation de son stimulant spécial, une aptitude extrême, les corps les moins éclairés semblent devenir lumineux pour lui; il cherche constamment la lumière.

Quelle est donc l'action du fluide lumineux sur l'organisme animal? Ce fluide n'est-il pas le stimulant général du système nerveux et de la substance médullaire blanche en particulier? L'état d'étiolement qui précède la mort chez les végétaux privés de lumière, l'état chlorotique qui, chez les animaux et chez l'homme, résulte de la privation de ce fluide, porteraient à croire que le fluide lumineux, modifié par l'organisme animal, devient le stimulant naturel de la substance nerveuse.

On sait avec quelle rapidité le fluide nerveux transmet les impressions au cerveau, et la volonté, du cerveau aux organes chargés de l'exprimer. Il ne sera donc pas sans intérêt de comparer la vitesse de transmission du fluide nerveux à la vitesse de transmission des fluides lumineux et calorifique.

Roemer a démontré, en 1675, que la lumière franchit l'espace qui sépare le soleil de la terre dans huit minutes treize secondes deux dixièmes, ou quatre cent quatre-vingt-treize secondes deux dixièmes. Or, d'après les calculs de Francœur, le rayon moyen de la terre étant de 3,266,611 toises, ou de 6,366,756 mètres, et la distance du soleil à la terre étant de vingt-quatre mille quatre-vingt-seize fois ce rayon, ou de 153,413,352,576 mètres (38,353,338 lieues de 4,000 mètres chacune), il en résulte que la lumière parcourt 1 mètre de distance dans trente-deux dix-billionnièmes de seconde, ou, plus exactement, trois cent vingt-deux cent-billionnièmes.

Or, si l'on considère le fluide nerveux comme une modification de l'électricité vitrée et résineuse, et ces électricités elles-mêmes comme étant une modification des fluides lumineux et calorifique, on verra qu'une impression, reçue au gros orteil, parcourt l'espace qui sépare cet organe du cerveau, ou qu'un courant moteur devant exprimer une volonté, parcourt l'espace qui sépare le cerveau des muscles du gros orteil,

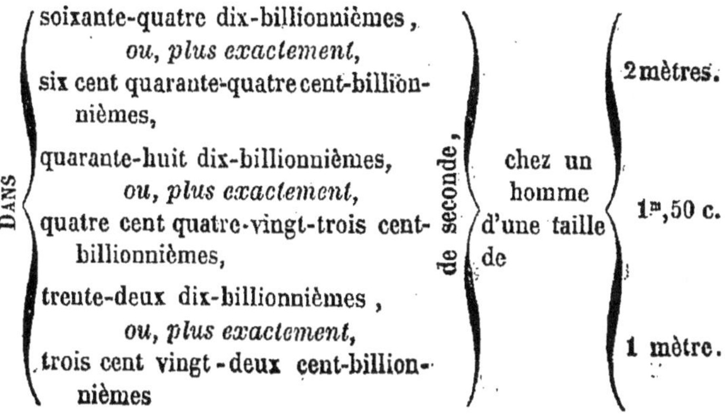

Cette dernière mesure exprime aussi la distance qui sépare le cerveau des muscles de la main chez un homme de taille élevée.

En multipliant l'une par l'autre la vitesse du courant impressif ou centripète et celle du courant expressif ou centrifuge, on trouve qu'une impression peut être transmise du gros orteil au cerveau pour former une sensation, ou du cerveau aux muscles du gros orteil pour exprimer une contraction volontaire,

DANS { cent vingt-huit dix-billionnièmes, quatre-vingt - seize dix-billionnièmes, soixante-quatre dix-billionnièmes } de seconde, { chez un homme d'une taille de } { 2 mètres. 1^{m},50. 1 mètre. }

Est-ce à cette différence qu'il faut attribuer l'énergie et l'activité plus grandes chez les hommes et les femmes de taille moyenne que chez les hommes et les femmes de taille élevée? Cette disposition serait-elle le résultat du rapprochement plus grand du cerveau et du cœur, et de l'étendue moins considérable des bras de levier de la résistance, chez les uns que chez les autres? ou ces causes diverses se réuniraient-elles pour produire cette différence entre les individus de petite taille ou de taille moyenne et les individus de taille élevée?

Le courant impressif qui forme la sensation, et

le courant expressif qui détermine la contraction volontaire et la contraction instinctive, sont séparés par l'intervalle nécessaire au développement de la faculté réflective volontaire, ou de la faculté réflective instinctive, dont le mécanisme est plus ou moins rapide, pour la première, selon que l'impression est plus ou moins vive et le cerveau plus ou moins actif.

Ainsi, dans les exercices d'escrime, le mouvement d'attaque est deviné dans l'œil de l'adversaire, et l'action de parer a lieu avec l'instantanéité du mouvement d'attaque.

L'impression, que l'œil attentif puise dans l'œil de l'adversaire, arrive au cerveau et détermine le mouvement de contraction musculaire, avec une vitesse de soixante-quatre dix-billionnièmes de seconde, par mètre parcouru par les deux courants centripète et centrifuge.

Au contraire, si une impression est reçue pendant que la faculté réflective du cerveau est concentrée sur un sujet étranger, la sensation se forme, mais elle est vague et indéterminée, et l'action réflective ne s'exerce que lentement ou incomplétement ; elle est vague et indéterminée comme la sensation qui lui a donné naissance. Le courant expressif ou courant moteur exerce alors son action plus ou moins longtemps après que l'impression a été reçue et la sensation formée.

Ce temps est mesuré par la durée de l'action réflective appliquée au sujet étranger à la sensation, ou par la durée de cet état du cerveau que l'on désigne généralement sous le nom de *distraction*.

La prédominance d'action de la substance blanche sur la substance grise ou de la substance grise sur la substance blanche, ne détermine-t-elle pas les différences de tempéraments si remarquables chez les femmes du Nord et chez les femmes du Midi, et qui font que la femme blonde est plus sensible et plus aimante, et la femme brune plus active et plus passionnée? Citerai-je, à l'appui de cette opinion, la différence de vigueur et de sensibilité qui existe entre les ouvriers qui travaillent en plein soleil et les mineurs ou les tisserands qui travaillent à l'ombre; entre la femme exposée, chaque jour, à l'ardeur du soleil et la femme nerveuse qui passe sa vie derrière les tentures de son boudoir, et qui redoute, pour son teint, l'action momentanée du fluide lumineux? Ne craint-elle pas de voir la pâleur maladive, qui lui donne tout l'intérêt qu'inspire une nature frêle et débile, se convertir en une chaleur de ton qui fait l'expression de la santé et de la force, et que le Titien et Murillo savaient si bien saisir, pour exprimer le caractère particulier aux natures énergiques et vigoureuses?

Action du fluide calorifique.

Le fluide calorifique absorbé, ou qui se développe par le frottement circulatoire, élève la température des animaux, raréfie le sang et donne lieu à la transpiration cutanée ou pulmonaire qui rétablit l'équilibre. Le défaut de calorique rayonnant, ou l'abaissement de la température atmosphérique, détermine une soustraction de calorique aux individus qui jouissent de la faculté de le former; cette soustraction produit dans les tissus périphériques un resserrement des fibres désigné vulgairement sous le nom de *chair de poule*. On sait que les impressions morales, comme la peur, produisent le même effet.

La soustraction exagérée de calorique donne lieu à la congélation partielle ou générale, ainsi que nous l'avons vu pour les végétaux ; le mouvement des liquides s'arrête et la vie est suspendue ou cesse entièrement.

Le calorique qui détermine la température propre à chaque animal ne se développe point, ainsi que le pensait Chaussier et qu'on l'admet généralement, sous l'influence spéciale de l'action pulmonaire et de l'oxygénation du sang.

La calorification est le résultat de la contraction musculaire et de l'accélération de la circulation. Plus la contraction musculaire est puissante et souvent renouvelée, plus le dégagement de calorique est considérable. Le frottement que les globules du sang opèrent, sur les parois des vaisseaux, dégage une quantité de calorique qui varie suivant les qualités du sang; aussi la quantité du calorique dégagé par une femme robuste diffère-t-elle essentiellement de celle que dégage une jeune fille chlorotique placée, d'ailleurs, dans les mêmes conditions.

Plus le frottement exercé par le sang sur les parois des vaisseaux est rude, plus le dégagement de calorique est considérable. Il se dégage donc beaucoup plus de fluide dans les vaisseaux capillaires que dans les gros vaisseaux. Tous les organes riches en vaisseaux capillaires donnent lieu à la formation d'une grande quantité de calorique; c'est uniquement pour cette raison que le poumon développe beaucoup plus de calorique que les autres organes. L'estomac et les intestins sont aussi des centres de calorification qui résultent des contractions insensibles de la tunique musculaire et de l'accélération de la circulation. Les membranes séreuses donnent lieu à un dégagement considérable de calorique par le frottement que les muscles leur impriment.

Pendant l'action de courir, l'air que l'on respire paraît d'autant plus frais que la température du corps s'élève davantage , tandis que l'air expiré est tellement chargé de calorique, qu'il dessèche rapidement la gorge et la bouche et donne lieu à une sensation de soif ardente.

Dans les efforts de contraction des muscles des bras et du tronc, il est nécessaire de faire de larges inspirations pour dilater la poitrine et la tenir dilatée, afin de fournir un point d'appui fixe aux leviers et aux muscles qui doivent agir. Ainsi, dans l'action de tirer la corde d'un puits, de fendre du bois, de pétrir, la respiration est ralentie; et cependant la calorification qui résulte de la circulation accélérée ne s'exprime pas moins par une transpiration abondante.

Dans la colère , la circulation est accélérée, le sang est chassé avec force, la substance grise cérébrale se charge d'une plus grande quantité de fluide électrique ; ce fluide détermine des courants électromoteurs ou galvaniques qui *doublent* la puissance musculaire. La calorification est sensiblement augmentée et cependant la respiration ne s'accélère point ; aussi cette différence de vitesse dans les mouvements respectifs du cœur et des poumons donne-t-elle lieu à une sensation de suffocation qui motive parfaitement la locution : *étouffer de colère*.

Si, pendant quelques minutes, on se livre à une course rapide , en suspendant volontairement sa

respiration ou en ne respirant qu'à de longs intervalles, la circulation s'accélère sous l'influence de
la contraction musculaire, le sang se porte avec
force et abondance à la poitrine; les poumons
sont gorgés de ce liquide, la figure se colore; on
éprouve une sensation de plénitude et de chaleur
accompagnée de suffocation et de congestion cérébrale. Si l'on réitère souvent cette expérience, à
de courts intervalles, la sensation de chaleur augmente, la transpiration ne tarde pas à se produire,
et cependant la respiration a été ralentie.

Dans la syncope, à la suite des hémorragies,
on sait combien la puissance musculaire est affaiblie, la respiration s'exécute, et néanmoins la
calorification est sensiblement diminuée. Dans la
paraplégie, les membres sont froids et ne peuvent être réchauffés; si la paralysie du mouvement
est complète, et cependant la respiration s'exécute
à l'état normal.

Dans la fièvre, l'excitation locale ou générale
du nerf grand sympathique détermine une accélération de la respiration, comme conséquence du
mouvement circulatoire accéléré, d'où résultent
une augmentation de la chaleur du sang et la raréfaction de ce liquide. L'accélération de la respiration n'a pas seulement pour résultat l'oxydation
du sang, mais aussi, et spécialement, le phénomène de la *ventilation pulmonaire*, qui enlève au

sang l'excès de calorique dont il est chargé; aussi plus l'air est frais, et plus il fait plaisir au malade.

Dans la pneumonie double, l'air pénètre très-difficilement dans un nombre restreint de cellules pulmonaires; l'action respiratoire est considérablement restreinte, et cependant la température du corps est très-élevée, et elle se maintient dans des rapports directs avec l'accélération de la circulation.

Dans la phthisie pulmonaire, la respiration est très-incomplète, et cependant la chaleur de la peau est très-vive, et elle se maintient dans des rapports directs avec l'accélération de la circulation.

On sait avec quelle rapidité plusieurs personnes réunies, en hiver, dans un petit appartement, réchauffent promptement l'air qui y est contenu.

Chacun connaît le moyen de se réchauffer les doigts en soufflant dessus.

Lorsqu'on est soumis à un froid intense, l'action musculaire exagérée peut seule lutter avec succès contre la perte de calorique que le corps subit incessamment; aussi on aurait beau accélérer volontairement la respiration en restant en place, on n'en gèlerait pas moins, si l'on ne se hâtait de développer du calorique par la contraction générale du système musculaire. Si l'on reste à cheval par un temps froid, les pieds et les jambes s'engourdissent et peuvent être gelés, malgré l'accélération volontaire de la respiration.

Lorsque le froid a enrayé la circulation, la première indication à remplir est donc de frictionner la région précordiale, le tronc, puis les membres; la seconde indication consiste à faire jouer les muscles inspirateurs et expirateurs, en insufflant de l'air dans les poumons; mais, si le cœur ne commence point à battre, l'inspiration convulsive ne se manifestera pas, et la mort sera inévitable.

Dans le choléra, le refroidissement n'est pas le résultat de la modification de l'action pulmonaire, mais bien de l'obstacle que l'épaississement du sang apporte à la circulation.

Pendant la grossesse, le champ de la respiration diminue à mesure que celui de la circulation augmente. La calorification devrait diminuer en proportion, si la respiration était la seule puissance calorifique; mais l'inverse a lieu, et l'utérus devient un centre calorifique, ce qui ne peut être produit que par le mouvement circulatoire local.

Le mouvement du sang de la mère, et l'action du fluide nerveux, habituent le cœur du fœtus à battre, et les membres à se contracter longtemps avant que les poumons ne soient mis en jeu. Si l'action pulmonaire devait précéder l'action du cœur et l'action musculaire générale, pourquoi le cœur battrait-il, à trois mois et demi, assez fort pour être entendu au travers des parois abdominales de la mère, et pourquoi l'enfant exécuterait-il des mouvements longtemps avant de commencer à respirer? Aussi, lorsque l'enfant naît asphyxié, si, après avoir fait des frictions sur le cœur, et après avoir imprimé à la poitrine des mouvements qui doivent en même temps favoriser le jeu du cœur et des poumons, on sent la chaleur se développer à la région précordiale, et quelques battements ou tressaillements isolés du cœur avoir lieu, on peut prendre courage; ces tressaillements seront bientôt suivis de l'action aspirante des poumons, puis favorisés par elle. Alors le point de départ du retour à la vie est bien la contraction musculaire cardiaque, et non l'action de l'air sur le poumon. Quand le cœur cesse de battre, toute puissance calorifique disparaît.

On peut parler longtemps sans s'*échauffer*, ainsi que le prouve la puissance de narration de certaines personnes inactives et débiles chez lesquelles la calorification n'est point en excès; mais que ces mêmes personnes fassent quelques pas ou gesticulent vivement, et elles souffriront bientôt de la chaleur que la contraction musculaire développera en elles.

La température élevée dont jouissent les oiseaux de haut vol est le résultat de la puissance de contraction de leur appareil musculaire. On sait que

les oiseaux peuvent chanter en volant ; si la calorification dépendait de la respiration, elle augmen-
terait ou diminuerait avec la vitesse et la fréquence du jeu des poumons, tandis qu'il n'en est
point ainsi.

Les animaux qui chassent au flair, les chiens,
par exemple, perdent du calorique par les poils,
mais la transpiration cutanée n'a point lieu chez
eux.

Il devait en être ainsi pour que ces animaux
pussent soutenir pendant longtemps la contraction
musculaire, et ne point perdre, par la transpiration, une quantité de liquide telle que sa soustraction aurait épaissi le sang et enrayé la circulation. Lorsqu'un chien chasse, il fait les inspirations par le nez, de manière à soumettre à l'action
de la membrane pituitaire toutes les émanations
odoriférantes dont l'air est chargé, et à apprécier
plus facilement la nature des impressions que les
odeurs exercent sur elle. Si une odeur étrangère
à la piste qu'il suit vient frapper l'organe olfactif,
le chien s'arrête ; il flaire en levant le nez en l'air,
puis il fait plusieurs efforts d'éternument, comme
pour se débarrasser des particules odorantes
étrangères, il recherche la piste qu'il poursuit
alors avec une nouvelle ardeur. Mais, pour bien
flairer, le chien *modère* et *règle* sa respiration ; il
fait des inspirations et des expirations courtes et

rapides, afin de soumettre, dans un temps donné, la plus grande quantité de particules odorantes à l'action de la membrane olfactive. Ainsi, chez le chien, la respiration ne s'accélère pas, pendant la marche, en proportion de la circulation ou des mouvements que l'animal exécute ; mais lorsque le chien cesse de suivre la piste, lorsqu'il marche au pas ou qu'il est au repos, lorsqu'il ne flaire plus, il laisse sa respiration s'accélérer rapidement et elle s'exécute entièrement par la bouche, pour mettre le plus promptement possible une grande masse d'air en contact avec le sang. Les colonnes d'air successivement introduites dans les poumons enlèvent au sang l'excès de calorique dont il est chargé. L'air expiré est donc beaucoup plus chaud que l'air inspiré, et il entraîne avec lui les vapeurs d'eau, dont la raréfaction du sang détermine la formation sur la muqueuse pulmonaire. Ces vapeurs se condensent promptement, et coulent par gouttes rapides sur la langue, qui pend hors de la bouche comme pour multiplier les surfaces de contact avec l'air atmosphérique et lui céder une plus grande quantité de calorique.

De ces différentes circonstances physiologiques et pathologiques, je crois pouvoir conclure que :

1° La calorification animale n'est point le résultat de l'action spéciale des poumons sur l'air atmosphérique, dans l'opération de l'hématose.

2° La calorification résulte de la contraction musculaire et du mouvement circulatoire;

Elle s'élève ou s'abaisse, suivant que le mouvement circulatoire est accéléré ou ralenti.

3° Chez l'homme, le calorique en excès se répand dans l'atmosphère :

A. Par la transpiration pulmonaire, d'où résulte l'augmentation de température de l'air extérieur, après qu'il a été mis en contact avec le sang dans les poumons;

B. Par la transpiration cutanée;

C. Par l'action absorbante des liquides frais, pris à l'intérieur ou par le contact extérieur avec des corps dont la température est moins élevée; exemple, la ventilation.

4° Le sang, en se mettant en rapport avec l'air atmosphérique, se débarrasse de l'excès de calorique que le frottement des globules, sur les parois des vaisseaux, avait développé en lui, ou qui lui avait été cédé par les boissons chaudes et par le rayonnement extérieur.

5° Chez les oiseaux, le calorique se répand dans l'atmosphère par l'intermédiaire des plumes.

6° Chez les chiens, l'excès de calorique dont le sang est chargé se transmet à l'atmosphère par le mécanisme de l'accélération de la respiration, qui n'est alors qu'une ventilation intérieure accélérée. Il se transmet aussi aux corps dont la température

est peu élevée, et avec lesquels l'animal cherche
à se mettre en contact. Les boissons froides dont
l'animal fait usage, enlèvent aussi au sang une certaine quantité du calorique en excès.

Le calorique qui se développe ainsi, n'a-t-il pas
une grande analogie : avec le calorique qui résulte
d'un frottement quelconque, et dont le développement brusque et la condensation produisent l'é-
tincelle; avec le fluide que le frottement développe
sur la machine électrique? Ce fluide ne se déve-
loppe-t-il pas plus particulièrement dans les tissus
très-vasculaires? et ne serait-ce pas à cette circonstance que serait due la cause de la puissance
spéciale de calorification dont jouissent les poumons?

Si tout frottement dégage du calorique, et si le
dégagement est d'autant plus considérable que le
frottement est plus fort et plus longtemps soutenu,
ne doit-on pas en conclure qu'il se dégage beaucoup plus de calorique dans les vaisseaux capillaires que dans les gros vaisseaux; dans les poumons,
le foie et l'utérus que dans les autres organes?
Mais, s'il en est ainsi, la substance grise cérébro-
spinale et ganglionnaire, en vertu de sa riche vascularisation, doit dégager beaucoup de fluide calorifique; et si la syncope, si la suspension de la
circulation, ou la cessation momentanée des fonctions cérébrales, diminuent la puissance de calori-

fication, ne serait-il pas logique de considérer la circulation, et la substance grise comme jouissant, l'une de la faculté de développer, l'autre de la faculté de développer et de se charger de fluide calorifique?

Actions réunies des fluides lumineux et calorifique.

Ainsi, d'une part, la substance blanche, par son aptitude à absorber le fluide lumineux, et, d'autre part, la substance grise, par son aptitude à développer du fluide calorifique, se chargeraient l'une et l'autre du fluide qui leur est propre, et du conflit des deux fluides naîtraient la sensibilité et la contractilité.

Or la sensibilité détermine la sympathie ou l'attraction ; la contractilité produit l'antipathie ou la répulsion : le fluide lumineux serait donc le fluide attractif, et le fluide calorifique le fluide répulsif (1).

Ne se passerait-il pas, dans le système cérébro-rachidien et ganglionnaire, un phénomène électro-vital qui aurait quelque analogie avec le phénomène électromagnétique que nous avons vu se

(1) L'attraction et la répulsion sont des phénomènes qui s'exercent à de grandes distances, d'un monde sur l'autre, comme à de petites distances, de molécule à molécule.

passer dans les nuages chargés de fluide lumineux et de fluide calorifique, avec la différence
qui résulterait de la modification exercée sur les
fluides par des organes doués de vie.

Cette modification donnerait lieu à la formation du fluide nerveux ou fluide vital ; elle serait
d'un ordre plus élevé, chez l'homme et les animaux,
que celle qui s'opère dans les végétaux, et qui
donne lieu aux phénomènes d'endosmose et d'exosmose. La modification subie dans les végétaux serait aussi d'un ordre supérieur à celle qui est subie dans les minéraux, et qui, chez eux, est réduite à s'exprimer par les phénomènes élémentaires d'attraction et de répulsion.

Ces deux forces appliquées à la terre ne détermineraient-elles pas,
l'une le mouvement de rotation, et l'autre le mouvement de gravi-
tation ?

La pesanteur est une puissance inhérente à notre planète, et qui
semble résulter de l'état permanent de raréfaction dans lequel la cavité intermédiaire à la coque terrestre et au noyau central, paraît
être maintenue par l'état incandescent de ce noyau central. Il semble
qu'il se passe en grand, dans l'intérieur du globe, un phénomène
de raréfaction qui forme de la terre une immense *ventouse*.

En effet, si une ventouse, au lieu d'avoir une large et unique ouverture, en a plusieurs petites, les corps en contact se précipitent à
travers ces ouvertures, lorsqu'on a déterminé la raréfaction de l'air
contenu dans la cavité intérieure, comme ils se précipitent à travers
l'ouverture unique. Mais si, au lieu d'un nombre déterminé de petites ouvertures, la ventouse en a un nombre illimité, la raréfaction
intérieure détermine le phénomène d'attraction sur toute la surface.

Le même phénomène n'aurait-il pas lieu pour la terre ?

Ainsi de la décomposition du rayon solaire, et de la tendance à la recomposition de ce rayon à *l'état naissant*, il résulterait, dans les minéraux, les phénomènes d'attraction et de répulsion; dans les végétaux, les phénomènes d'endosmose et d'exosmose coïncidant avec l'apparition des premiers rudiments de sensibilité organique. Enfin chez les animaux et chez l'homme surtout, dont la peau est moins pourvue de poils, il résulterait de la décomposition du rayon solaire et de sa recomposition modifiées par l'organisme :

1° La sensibilité générale, comme conséquence de l'action du fluide lumineux sur la substance nerveuse blanche ;

2° La calorification, comme conséquence de la circulation générale, et de l'action spéciale du calorique sur le sang et sur la substance grise cérébro-spinale et ganglionnaire;

3° Du conflit des courants lumineux et calorifique, dans des organes déterminés de l'appareil encéphalique, il résulterait la formation des sensations ou la fixation des images exprimant les diverses impressions reçues, ainsi que le mécanisme des mouvements volontaires et instinctifs.

Jetons maintenant un coup d'œil rapide sur la structure du système cérébro-spinal et ganglionnaire.

De l'action du fluide électrique sur le système nerveux.

Tous les anatomistes s'accordent à reconnaître que les systèmes cérébro-spinal et ganglionnaire sont formés de deux substances, l'une grise et l'autre blanche ; mais ils ont cherché vainement à démontrer le mode d'action de ces deux substances, soit isolément, soit à l'égard l'une de l'autre. Les expériences de M. Flourens ont cependant prouvé l'insensibilité de la substance grise ; d'autres physiologistes ont considéré cette substance comme étant le siége de l'intelligence. Gall et Spurzheim ont cherché à localiser les facultés, sans néanmoins préciser le mode d'action de la substance blanche et de la substance grise. MM. Flourens et Magendie sont parvenus, par des expériences sur les animaux, à reconnaître les fonctions d'un certain nombre d'organes centraux, comme les couches optiques, les tubercules quadrijumeaux, etc. Mais les vivisections seront toujours insuffisantes pour déterminer les fonctions d'un grand nombre d'autres organes. C'est à l'aide de la pathologie que l'on parviendra à localiser la plupart des fonctions et à déterminer le mécanisme des différentes facultés intellectuelles et morales, car la nature seule peut faire des expérimentations assez délicates pour arriver à ce résultat. Énumérer les différentes opinions émises relativement à la direction et aux fonctions des fibres cérébrales serait faire un travail entièrement en dehors de notre sujet. Nous nous bornerons à dire que les travaux de Gall et Spurzheim, de MM. Flourens, Magendie, Serres et Cruveilhier, les uns au point de vue anatomique, les autres au point de vue physiologique, devront largement contribuer à élucider la question des rapports et des fonctions des fibres nerveuses.

La découverte de la télégraphie électrique et du daguerréotype perfectionné par M. Niepce, qui est parvenu à substituer l'albumine à la plaque métallique, servira sans doute, plus tard, à pénétrer les mystères des fonctions du système nerveux, et à expliquer la raison du mécanisme des fibres médullaires blanches et la nature de la substance grise.

Nous nous permettrons de donner sur les fonctions du système nerveux une théorie, qui, si elle n'est pas aussi satisfaisante qu'on pourrait le désirer, aura peut-être l'avantage de servir de point de départ à des travaux spéciaux qui jetteront sur ce sujet si important une lumière plus vive. Cette théorie a pris son point de départ dans l'étude des maladies nerveuses. Je crois, en effet, que les maladies du système nerveux, et les observations détaillées qu'elles peuvent fournir, contribueront beaucoup à déterminer le mécanisme des fonctions des systèmes cérébro-spinal et ganglionnaire.

La disposition de la substance grise, à l'intérieur de la substance blanche de la moelle épinière, a aussi fixé l'attention de tous les anatomistes. Monro compare la disposition de la substance grise à une croix, Haller à un tétragone, Huber à un os hyoïde; Keuffel dit qu'elle est disposée sous forme de quatre lames de longueur et de largeur variables.

Ollivier s'exprime ainsi dans son *Traité de la moelle épinière* : « Aucun anatomiste n'a décrit,
« jusqu'à présent, la structure intime de la moelle
« épinière. Quelques-uns, tels que Dulaurent,
« Bartholin, Hildenbrandt, Frotscher, ont fait re-
« marquer qu'en écartant les côtés de la moelle dans
« toute sa longueur on voyait une infinité de fibres
« longitudinales parallèles, se prolongeant dans
« toute son étendue... Asch et Sommering ont
« prétendu que la moelle était formée par la réu-
« nion de quatre cordons médullaires ; Hygmore,
« qu'on pouvait séparer chaque moitié de la moelle
« épinière en quatre faisceaux; suivant Chaussier,
« chaque moitié est composée de trois bandelettes
« qui se confondent entre elles au bulbe rachidien;
« d'après Desmoulins, chaque faisceau médullaire
« latéral est formé de deux cordons, l'un spinal
« ou postérieur, et l'autre préspinal ou antérieur;

« Gall a prétendu que la moelle était formée d'une
« série de ganglions rapprochés et intimement
« unis entre eux. »

Il est évident que Gall a voulu considérer la
moelle comme exprimant la transition entre l'organisation élémentaire du grand sympathique et
l'organisation complexe du cerveau.

Cette manière de voir conduisait naturellement
Gall à diviser le cerveau en organes facultatifs ou
en autant de petits cerveaux qu'il y a de facultés.
Malheureusement l'étude de la moelle épinière à
l'état embryonnaire n'a démontré rien de semblable, ni à Tiedemann, ni à M. Serres.

Des fibres cérébrales.

La substance grise cérébro-rachidienne se com-
porte, à l'égard de la substance blanche, de manière à lui présenter la plus large surface, et à
multiplier ses points de contact avec la substance
blanche. La substance grise cérébro-rachidienne
centrale et périphérique affecte, à l'égard de la
substance blanche, une disposition que je compa-
rerai à l'appareil respiratoire des poissons, dont
les feuillets branchiaux plongent dans l'eau, de la
même manière que les circonvolutions et les stries
de la substance grise plongent dans la substance
blanche.

Dans l'intérieur du cerveau, comme dans la moelle, la substance grise est disposée alternativement, de façon à envelopper et à être enveloppée par la substance blanche. Les lamelles de la substance grise cérébrale affectent ainsi, à l'égard de la substance blanche, la disposition alternative des couples d'une pile.

La substance grise rachidienne offre la même disposition à l'égard de la substance blanche; mais cette disposition existe dans le sens transversal, c'est-à-dire, perpendiculairement à l'axe de la moelle. Ainsi les cornes de la substance grise qui forment la croix de Monro, ou l'os hyoïde de Huber, affectent une disposition alternative avec les quatre faisceaux principaux de la substance blanche. Cette substance grise est disposée de manière à opposer à la substance blanche, sous un volume donné, une très-grande surface, ou à lui présenter un grand nombre de points de contact.

De l'analyse des différents auteurs qui se sont le plus spécialement occupés de l'anatomie du système cérébro-spinal, ainsi que de mes propres observations faites à l'hospice des enfants trouvés sur des cerveaux d'enfants nouveau-nés, durcis par l'alcool ou soumis à l'action du liquide de Gannal, il résulterait que le mésocéphale est formé, d'une part, par les fibres qui vont des organes des sens au cerveau, ou qui se rendent du cerveau aux appareils accessoires aux organes des sens, et d'autre part par les fibres de la moelle épinière et de la moelle allongée, qui sortent du mésocéphale ou qui s'y rendent. Ces fibres se mettent en rapport avec la substance grise, et avec la substance blanche des lobes cérébraux et cérébelleux, par l'intermédiaire des fibres qui forment les pédoncules cérébraux et cérébelleux.

Le cerveau est donc formé de deux substances, l'une blanche ou médullaire, l'autre grise ou corticale.

La substance grise cérébrale enveloppe la substance médullaire, excepté à la base du cerveau où elle se réfléchit dans les organes centraux, pour former des lamelles ou des stries. Substance périphérique dans les quatre cinquièmes de la surface du cerveau, la substance grise devient centrale à la base du cerveau, où elle est disposée par couches qui alternent avec la substance blanche pour former le mésocéphale et les organes centraux céphaliques; elle conserve sa position centrale dans la moelle allongée et dans la moelle épinière.

La substance blanche cérébrale, examinée à la base du cerveau, paraît être formée par quatre ordres de fibres :

1° Les fibres du premier ordre partent de toutes les parties du corps ; elles se rendent à la moelle épinière, à la moelle allongée, où elles forment les cordons postérieurs de la moelle épinière et de la moelle allongée, puis elles pénètrent dans la protubérance annulaire par sa partie postérieure.

2° Les fibres du second ordre partent des organes des sens et concourent à former le faisceau médullaire situé au devant de la protubérance annulaire;

Ce sont les fibres centripètes; elles président au sentiment.

3° Les fibres du troisième ordre partent du cerveau pour se rendre, d'une part, aux appareils de la locomotion, et, d'autre part, aux appareils musculaires accessoires aux organes des sens, pour leur communiquer la faculté contractile. Ces fibres forment les cordons antérieurs de la moelle épinière, et les cordons nerveux moteurs, accessoires aux organes des sens;

Ce sont les fibres centrifuges; elles président au mouvement.

4° Les fibres du quatrième ordre sont les fibres propres au cerveau; ces fibres entrent en communication avec les trois ordres de fibres précédentes, et forment les renforcements médullaires désignés sous le nom de *lobes cérébraux et cérébelleux*.

Les lobes cérébraux et cérébelleux forment un appareil complexe, composé d'organes qui président au développement du sentiment, des sensations, des idées, des pensées, des facultés intellectuelles et morales, dont l'ensemble constitue l'être moral.

Les fibres propres aux lobes cérébraux et cérébelleux, ainsi que la substance grise centrale, forment avec les fibres sensoriales et motrices, des appareils spéciaux qui se divisent en organes des facultés motrices et en organes des facultés intellectuelles et morales.

Les courants centripètes subissent, dans les organes cérébraux, l'influence de la substance centrale qui convertit ces courants en courants moteurs d'une part, et d'autre part en courants sensoriaux et facultatifs ; les courants sensoriaux et facultatifs subissent à leur tour l'influence de la substance grise périphérique qui les coordonne, pour donner lieu à la formation de l'être moral.

A son tour, l'être moral réagit sur ces différents appareils moteurs, sensoriaux et facultatifs, et son action sur eux s'exprime par les différents phénomènes de la volonté.

La plupart de ces fibres se rencontrent et se croisent dans la protubérance annulaire, qui est aussi le point de communication de la substance grise cérébrale et rachidienne. De la protubérance, les fibres se dirigent dans les organes centraux où elles se mettent en rapport avec la substance grise.

Gall a poursuivi ces fibres jusqu'à leur contact

avec la substance grise des circonvolutions, ou substance grise périphérique.

Les fibres qui proviennent des organes des sens se divisent en trois racines :

A. Les premières se rendent dans les organes sensoriaux et facultatifs, c'est-à-dire au cerveau et au cervelet, après avoir concouru à former le mésocéphale, qui est le nœud vital ou le point de communication de toutes les fibres sensoriales, facultatives et motrices.

B. Les secondes forment les commissures qui établissent la solidarité entre les organes cérébraux du côté droit et ceux du côté gauche ; elles communiquent avec les premières racines, et forment avec elles les fibres qui reviennent de chacun des organes sensoriaux et facultatifs pour constituer les nerfs accessoires aux organes des sens, ou nerfs moteurs des appareils complémentaires particuliers à chacun des organes des sens. Exemples : le nerf oculo-musculaire commun, pour l'appareil moteur de chaque œil ; le pathétique, pour les deux yeux ; et le nerf facial, pour les organes accessoires de la vue, de l'odorat, de l'ouïe et du goût.

C. Enfin les troisièmes racines se rendent des organes des sens à la moelle épinière, en traversant la protubérance annulaire, et des organes réflectifs non soumis à la volonté qui impriment à ces fibres les caractères de nerfs moteurs instinctifs. C'est à cet ordre de racines que je rapporte les mouvements automatiques ou instinctifs.

Des fibres de la moelle épinière.

La moelle épinière est formée de substance grise et de substance blanche.

La substance grise occupe le centre et forme la tige quadrangulaire dont la section transversale donne naissance à la croix de Monro.

La substance blanche occupe la périphérie de la moelle ; elle est formée par les fibres longues, les fibres moyennes et les fibres courtes.

Les fibres longues forment les faisceaux longitudinaux superficiels, antérieurs et postérieurs.

Les faisceaux antérieurs partent du cerveau, les postérieurs s'y rendent. Les faisceaux antérieurs sont formés par les fibres motrices ; ce sont les fibres centrifuges de la moelle.

Les postérieurs sont formés par les fibres de la sensibilité tactile et de la sensibilité générale ; ce sont les fibres centripètes.

Ces fibres communiquent, dans les organes sensoriaux, avec les troisièmes racines des nerfs qui vont des organes des sens aux appareils sensoriaux, et qui subissent dans ces organes l'action réflective : ce sont elles qui, en sortant de la protubérance annulaire, s'entre-croisent de gauche à droite et de droite à gauche, à la manière des branches d'une tenaille, avant de former la tête de cet instrument. L'entre-croisement a pour résultat d'établir une solidarité de fonctions entre les organes des sens et les organes facultatifs d'un côté, et les appareils locomoteurs du côté opposé.

Les fibres moyennes de la moelle épinière, plus profondes que les fibres longitudinales, sont disposées obliquement, à la manière des fibres du palmier; elles subissent l'action réflective de la substance grise de la moelle épinière : ce sont elles qui déterminent la simultanéité des mouvements d'un membre supérieur (ou antérieur) avec le membre inférieur (ou postérieur) du côté opposé.

Cette disposition est très-favorable aux mouvements instinctifs.

Les fibres courtes forment les commissures de la moelle épinière; elles établissent une solidarité entre les cordons postérieurs d'un côté, et les cordons antérieurs du côté opposé. Ces fibres courtes établissent la communication directe entre les cordons centripètes et centrifuges dont l'action est indépendante du cerveau; c'est sur ces fibres mêmes que s'exerce la faculté réflective propre à la substance grise de la moelle épinière, et qui donne lieu aux mouvements automatiques ou aux contractions involontaires.

Toutes les fibres qui entrent dans la composition des cordons nerveux sont formées d'une substance médullaire blanche et d'une substance
fibro-nerveuse que l'on désigne sous le nom de
névrilème.

Les cordons nerveux se dépouillent de leur enveloppe en entrant en communication avec les
organes centraux, soit le cerveau, soit la moelle
allongée ou la moelle épinière.

Les fibres médullaires sont isolées les unes des
autres dans les organes centraux, soit par une
couche très-mince de substance grise, soit par le
névrilème ou la sérosité fournie par l'arach-
noïde.

De cet isolement résultent l'ordre et l'harmonie
dans les fonctions de transmission de chacun de
ces agents.

Je pense que la substance grise, cendrée ou
corticale, doit à la richesse des vaisseaux capillaires
qui entrent dans sa composition, et à la nature de
ses granulations grises, sa puissance de calorification ou l'aptitude électrique dont elle jouit.

Cette aptitude d'électrisation fait de la substance grise un corps qui se charge d'électricité
négative, tandis que la substance blanche se
charge d'électricité positive.

La disposition particulière qu'affecte la substance grise, à l'extérieur de la substance médul-

laire cérébrale et cérébelleuse qu'elle enveloppe en pénétrant dans toutes les anfractuosités; sa disposition en lamelles dans l'intérieur de la substance blanche des corps striés, des couches optiques, des tubercules quadrijumeaux, du cervelet, mais surtout de la protubérance annulaire, des corps olivaires, des pyramides et des corps restiformes; la disposition de cette substance grise dans l'intérieur de la moelle épinière, par rapport aux fibres propres que je désigne sous le nom de *fibres courtes de la moelle,* sont autant de circonstances qui me portent à croire que cette substance grise devient le siége de la faculté réflective du cerveau, de la moelle allongée et de la moelle épinière.

Cette faculté réflective dépend de l'aptitude dont jouit la substance grise de développer de l'électricité résineusé, et de se charger de cette électricité en sa qualité de corps mauvais conducteur ou de corps isolant; aussi est-elle destinée, dans les différentes régions du cerveau, de la moelle allongée et de la moelle épinière, à généraliser, d'une part, et à localiser ou à concentrer, d'autre part, les impressions intérieures et extérieures qui lui sont transmises par les courants électriques centripètes. C'est encore en vertu de cette propriété de corps mauvais conducteur ou en vertu de l'action de l'électricité résineuse dont elle se charge, que la substance grise exerce une action réflective sur l'électricité vitrée des courants centripètes, qui les transforme en courants galvaniques ou centrifuges.

Ainsi, le courant centripète ou impressif dont les cordons centripètes sont les conducteurs, résulte de l'attraction de la substance grise sur la substance blanche, ou de l'action de l'électricité négative de la substance grise sur l'électricité positive de la substance blanche. Du conflit de ces deux électricités ou de leur répulsion, naît le courant électro-moteur dont les cordons centrifuges ou expressifs sont les conducteurs.

Les cordons nerveux de la sensibilité sont donc les conducteurs des courants centripètes, tandis que les cordons nerveux de la motilité sont les conducteurs des courants centrifuges.

La substance grise du nerf grand sympathique exerce, à l'égard des nerfs de la sensibilité et de la motilité animale qui entrent dans la composition du nerf grand sympathique, une action qui isole de l'influence cérébrale les courants centripètes et centrifuges dont les cordons du grand sympathique sont les conducteurs.

Il résulte de la disposition de la substance grise ganglionnaire, à l'égard des troncs nerveux cérébro-rachidiens qui subissent son influence, que, dans les conditions normales, les impressions extérieures ou les actions moléculaires des tissus ne sont point perçues.

Ainsi, la substance grise ganglionnaire exerce sur les courants impressifs une action réflective qui s'oppose à ce que ces courants arrivent jusqu'au cerveau, et qui les soustrait à l'influence de la volonté ; aussi l'action réflective se manifeste-t-elle *directement* sur les organes dans lesquels se rendent les cordons expressifs par une contraction dont le cerveau n'a point connaissance. Il résulte de cette action de la substance grise ganglionnaire sur les nerfs cérébro-rachidiens qui entrent dans la composition des cordons du grand sympathique, que ces cordons, sensibles ou moteurs, sont soustraits à l'action cérébrale ; et que cet isolement les constitue à l'état de nerfs de la sensibilité et de la motilité organiques.

Lorsque les tissus pourvus seulement de nerfs ganglionnaires sont enflammés, la puissance réflective de la substance grise ganglionnaire est insuffisante pour réfléchir le courant centripète ou impressif exagéré. Ce courant surmonte l'action réflective de la substance grise, et il arrive au cerveau où il entre en conflit avec l'électricité de la substance grise cérébrale, et donne lieu à une sensation de douleur. La réaction de la substance grise cérébrale détermine aussi, sur la substance blanche, un courant centrifuge ou expressif, qui produit la contraction convulsive.

Les impressions sont reçues par les extrémités périphériques des cordons centripètes :

1° A l'intérieur, dans la substance propre des organes ;

2° Sur toutes les surfaces périphériques, par des filets nerveux et par des groupes de filets qui ont reçu le nom de *papilles*.

Les papilles sont formées par des nerfs cérébro-rachidiens et par des nerfs ganglionnaires, dans des proportions différentes ; ainsi les papilles cutanées qui forment l'organe du toucher général, et, dans les doigts, l'organe tactile, sont plus abondamment pourvus de nerfs cérébro-rachidiens que de nerfs ganglionnaires. Les organes des sens représentent, à des degrés différents, l'exagération de cette disposition.

Les papilles intestinales sont, au contraire, moins riches en filets cérébro-rachidiens, mais elles sont abondamment pourvues de nerfs ganglionnaires.

Le gland et le clitoris peuvent être considérés comme deux énormes papilles, ou comme un groupe de papilles jouissant, au plus haut degré, de la faculté d'électrisation, et exprimant le développement le plus parfait des appareils de la vie organique en même temps que de la sensibilité générale.

Dans la première disposition, les nerfs cérébro-

rachidiens, destinés à mettre l'individu en rapport avec le monde extérieur, sont plus excentri-
ques que les nerfs ganglionnaires; tandis que, dans
les tissus où l'action de la vie organique doit
seule se faire sentir, la substance grise des nerfs
ganglionnaires est plus excentrique et affecte une
disposition particulière, qui semble protéger et
isoler les extrémités des nerfs cérébro-rachidiens.
De ces deux dispositions résultent, d'une part, la
sensibilité dont jouissent les organes des sens,
chacun suivant son mode particulier, et l'extrême
sensibilité de tous les organes dans lesquels une
impression quelconque exerce directement son influence sur les nerfs cérébro-rachidiens; et,
d'autre part, le défaut de sentiment de l'action
moléculaire qui s'opère dans nos organes; et
le défaut de conscience des impressions normales
reçues par les papilles gastro-intestinales, où la
vive sensibilité qui se manifeste dans des tissus
enflammés, lorsque la puissance isolante de la substance grise des extrémités périphériques du
grand sympathique a été surmontée.

- Les nerfs qui traversent la substance grise ganglionnaire se confondent avec elle, et se dépouillent de leur névrilème qui forme la trame aréo-
laire, que l'on retrouve après une macération prolongée et l'action du filet d'eau.

Ces nerfs perdent en même temps leur faculté

de nerfs du sentiment et de nerfs moteurs volontaires, pour devenir des nerfs de la sensibilité et de
la contractilité organiques, après avoir subi l'action réflective de la substance grise ganglionnaire.

Si un filet nerveux cérébro-rachidien traverse un
ganglion sans se confondre avec la substance grise,
il conserve ses facultés de nerfs de la vie animale.

Bichat a parfaitement analysé et décrit la différence de propriété entre les nerfs de la vie animale et les nerfs de la vie organique, sans néanmoins en expliquer la cause.

Ainsi, les impressions sont perçues et transmises,
par la substance blanche, aux organes spéciaux qui,
par l'intermédiaire de la substance grise centrale,
les convertissent en sensations. Ces sensations sont
transmises aux organes facultatifs, et soumises
à l'action réflective de ces organes, de même que
les facultés qui en résultent sont soumises à l'action réflective générale de la substance grise qui
occupe la périphérie encéphalique.

La substance grise périphérique peut être le
siége d'une fluxion sanguine momentanée; alors
elle s'électrise en excès, comme dans la joie, la colère, etc., et elle concentre dans l'appareil encéphalique les courants électriques centripètes ou
impressifs, sur lesquels elle réagit avec une plus
grande puissance. L'action de la substance grise
sur la substance blanche détermine la formation

d'un fluide électro-moteur qu'elle repousse, par l'intermédiaire des cordons nerveux centrifuges ou moteurs, sur les organes musculaires dans lesquels le fluide doit exprimer son action.

De l'exagération normale d'électrisation de la substance grise cérébrale peut résulter la faculté réflective générale, qui s'applique à l'individu lui-même et aux fonctions des organes de l'intelligence, que la faculté réflective juge et coordonne, sans connaître le mécanisme ni le mode d'action de ces organes.

La faculté réflective générale donne naissance à l'*être moral*, qui est le résultat immatériel à l'aide duquel l'âme se met en rapport avec la matière.

La substance grise de la moelle épinière est une dépendance de la substance grise cérébrale, avec laquelle elle paraît se continuer dans les parois du quatrième ventricule et dans les faisceaux striés qui forment, dans la protubérance annulaire, les bandelettes isolantes des fibres centripètes et centrifuges de la substance blanche. Cette substance grise exerce une action réflective des cordons nerveux centripètes sur les cordons nerveux centrifuges, qui arrivent à la moelle et sortent de cet organe après avoir donné naissance aux fibres propres de la moelle ou fibres courtes.

La substance grise du grand sympathique, en isolant les nerfs cérébro-rachidiens qui concourent à former les ganglions, et en exerçant sur eux son action réflective, dépouille ces nerfs de leur moyen de communication directe avec les centres nerveux, d'où résulte, pour ces mêmes nerfs, une action organique indépendante de la conscience et de la volonté, et désignée sous le nom de *sensibilité* et de *contractilité organiques*.

La substance grise cérébro-spinale, en vertu de la propriété d'électrisation qui découle de l'abondance de ses vaisseaux sanguins et de sa nature intime, est donc l'agent réflecteur recevant les courants impressifs et les transformant, par sa puissance réflective ou isolante, en sensations ou en images *daguerréotypées*, d'après des procédés différents, suivant la nature des impressions et la spécialité de perception de l'organe sur lequel la cause impressive a exercé son influence (1).

De cette puissance réflective cérébrale découle donc la formation de tous les phénomènes de sensibilité générale et de contraction volontaire, ainsi que les phénomènes intellectuels et moraux.

Lorsque la substance grise de la moelle allongée et de la moelle épinière exerce son action sur les courants impressifs d'une manière indépendante de l'action cérébrale, elle donne lieu aux

____

(1) On sait, depuis la découverte de M. Niepce, que l'albumine peut recevoir les impressions des corps lumineux et en conserver les images.

phénomènes de contraction instinctifs et involontaires.

De même, la substance grise ganglionnaire devient, par le fait de son aptitude électrique :

1° L'excitateur primordial de l'organisme animal ;

2° L'agent réflecteur des courants électriques centripètes et centrifuges, d'où résulte, pour les nerfs cérébraux-spinaux qui subissent l'action de cette substance ganglionnaire, une modification qui les fait descendre, par une espèce de dégradation brusque, du rôle d'agents de la sensibilité et de la contractilité animales, au rôle d'agents de la sensibilité et de la contractilité organiques.

Le nerf grand sympathique, ce suprême régulateur de la circulation et de la nutrition, est donc l'appareil électro-génique par excellence, à l'influence duquel toutes les fonctions de la vie organique sont subordonnées. C'est lui, ou la substance grise dont il est composé, qui favorise le développement de ce fluide nerveux, dont la formation a tour à tour donné naissance à des théories physiques et chimiques, et que Berzélius attribue à une force électrique ou galvanique. C'est à cette même force que Dutrochet rattache aussi les phénomènes d'endosmose et d'exosmose.

Mes recherches sur les maladies du système nerveux me portent à croire que le fluide nerveux n'est autre chose que le fluide électrique, *émané du rayon solaire* et modifié par l'organisme animal. Ce fluide se développe dans les organes centraux et périphériques, dans la substance grise cérébro-spinale et ganglionnaire comme dans la papille, sous l'influence de la circulation et des agents extérieurs. Il se transmet, au moyen des cordons centripètes, aux organes centraux qui transforment l'impression reçue en une sensation, et réagissent sur le monde extérieur par l'intermédiaire des cordons centrifuges, qui communiquent à la fibre musculaire le courant électro-moteur, d'où naît la contraction.

La substance blanche médullaire paraît exercer, sur le monde extérieur, une action attractive qui détermine les courants centripètes du point de la surface périphérique, où l'impression a été reçue, au point de l'appareil sensorial, où elle doit se convertir en sensation.

Dans leurs rapports avec le monde extérieur, les organes des sens se chargent d'électricité positive ou vitrée, par le fait de leur conflit avec les corps dont ils subissent l'action; ce conflit est désigné sous le nom d'*impression*.

L'électricité positive qui résulte de l'impression reçue électrise la substance médullaire des cordons centripètes, et, avec la même instantanéité, la substance médullaire blanche cérébrale.

Le conflit entre l'électricité positive de la substance blanche et l'électricité négative de la substance grise donne naissance à la sensation, c'est-à-dire, à la faculté de sentir propre à la substance blanche, et détermine la faculté réflective ou action électro-dynamique de la substance grise sur la substance blanche, d'où résulte la contraction.

De l'action de ces deux électricités dans les organes facultatifs spéciaux naissent les facultés sensoriales intellectuelles et morales qui réagissent, par l'intermédiaire des organes de la volonté, sur les cordons centrifuges, et déterminent le courant moteur ou l'action galvanique sur la fibre motrice.

La disposition normale et régulière des deux substances, l'une à l'égard de l'autre, dans les appareils centraux et périphériques, détermine les courants impressifs ou centripètes normaux ainsi que les opérations régulières de l'intelligence, et donne lieu à des courants réguliers sur les cordons centrifuges, d'où résultent les mouvements volontaires et automatiques.

La substance grise paraît exercer sur le courant centripète ou impressif une action attractive qui détermine les sensations agréables, et une action répulsive d'où résultent les sensations désagréables en même temps que la faculté réflective instinctive.

Cette faculté réflective se transmet du point de l'appareil réflecteur, où elle se produit, à l'appareil de la motilité, par l'intermédiaire des cordons centrifuges, pour se traduire en mouvement volontaire ou en mouvement automatique, suivant la nature ou la puissance de la cause impressive, et l'organe sur lequel l'impression s'est exercée.

Nous avons vu les cordons nerveux conducteurs et les organes centraux de l'appareil cérébro-rachidien fonctionner harmonieusement, lorsque la substance blanche et la substance grise exercent régulièrement leur action ; mais, lorsque l'action de l'une des deux substances est exagérée relativement à l'autre, elle donne lieu à la douleur ou à la contraction convulsive. L'exagération de l'état électrique des deux substances donne lieu, en même temps, à la douleur et à la convulsion. Mais il est des cas où la substance grise s'altère dans sa structure et dans son mode de vascularisation ; elle subit alors une augmentation ou une diminution de densité, qui donne à son tissu une tendance à un changement de nature. Les mêmes altérations peuvent se produire dans la substance blanche, et la disposer à se convertir en substance grise. Cet état détermine une espèce de fusion des deux substances, ainsi qu'on l'observe dans les ramollissements ; alors la substance grise perd sa propriété de corps mauvais conducteur : de corps isolant, elle devient plus ou moins bon conducteur de l'électricité. Cette modification a pour conséquence un trouble des fonctions de l'organe, qui est le siége de la lésion anatomique. Si la substance grise lamelleuse, qui isole les cordons périphériques dans la protubérance, a subi cette altération, les fonctions des cordons nerveux centripètes et centrifuges correspondants perdent leur régularité et leur précision d'action ; ces fonctions deviennent diffuses, et la sensibilité est altérée ou pervertie; les mouvements ne sont plus régularisés ni coordonnés ; il existe dans les mouvements volontaires un défaut de précision ou un tremblement, qui est un des symptômes les plus persistants de certaines formes des maladies du système nerveux.

Le névrilème qui enveloppe les cordons ou les filets nerveux périphériques est un corps bon conducteur de l'électricité ; il dirige le courant électrique médullaire, et il le circonscrit en vertu de sa propriété de corps bon conducteur, et en raison de l'isolement que lui fait subir, dans l'état normal, la couche plus ou moins épaisse de substance grasse ou de matière oléo-séreuse ou séreuse qui l'entoure et qui, quelque faible qu'elle soit, suffit pour l'isoler.

Chez les personnes maigres, la couche de matière grasse étant moins épaisse ou incomplète, le névrilème reçoit des organes environnants ou cède à ces organes, des quantités d'électricité qui modifient le courant normal et font éprouver des impressions vagues ; ces impressions se traduisent par un malaise indéterminé, que l'on désigne sous le nom d'*état nerveux*.

Si le névrilème d'un cordon centripète subit des modifications organiques, s'il se ramollit, par exemple, il peut devenir mauvais conducteur de l'électricité ; il s'électrise ou laisse le courant se répandre dans les tissus voisins de manière à donner lieu à des douleurs et à des impressions anormales partant de cette région (exemple : les sensations de froid, de chaleur, etc.; des douleurs plus ou moins vives se font sentir sur le trajet d'un nerf cérébro-spinal impressif, et constituent la *névralgie*).

On sait la puissance d'action de l'humidité sur le système nerveux. Si le froid et l'humidité exercent une action prolongée sur la substance grise qui entre dans la composition des filets nerveux du grand sympathique, qui accompagnent les vaisseaux capillaires dans l'intérieur des organes, dans les tissus blancs ou fibreux, cette modification rend la substance grise moins isolante, et sa faculté réflective est facilement surmontée par l'action exagérée du fluide électrique. Le fluide exerce sur les filets nerveux cérébro-rachidiens, qui concourent à former les cordons du grand sympathique, des impressions anormales qui sont transmises au cerveau ; une sensation de douleur vague se fait sentir ; cette sensation peut passer d'une région à l'autre, de manière à donner lieu à des impressions anormales douloureuses, vagues et diffuses, qui constituent le *rhumatisme*. Ces douleurs se renouvellent souvent lorsque la cause première fait sentir son influence.

Ainsi la névralgie est caractérisée par une douleur se manifestant sur le trajet d'un cordon nerveux cérébro-spinal, tandis que le rhumatisme est caractérisé par une douleur dont le point de départ a lieu sur les filets du grand sympathique.

La douleur étudiée dans chaque organe nous fournirait une preuve incontestable de l'action électrique sur le système nerveux. Ainsi, si les douleurs qui résultent du rhumatisme ou de l'inflammation des muscles, des tissus fibreux, des séreuses, sont si aiguës, quoiqu'il soit difficile de démontrer, dans la texture de ces membranes, l'existence de nerfs autres que ceux du grand sympathique qui accompagnent les vaisseaux, c'est uniquement parce que chaque séreuse cérébrale, pleurétique, cardiaque, péritonéale ou articulaire, chaque muscle ou tissu fibreux, est le centre de mouvements plus ou moins fréquents, qui, par les frottements qu'ils exercent ou qu'ils subissent, développent du fluide électrique dans des proportions telles, que l'action isolante de la substance grise est surmontée. L'électricité, dégagée en excès, irrite les cordons nerveux ou surcharge la substance médullaire et donne lieu à une douleur aiguë.

On sait parfaitement, depuis les expériences de M. Flourens, que la substance grise est insensible et qu'elle peut être irritée sans manifester des signes de douleur ; c'est donc la substance blanche que l'on doit considérer comme étant le siége de la sensibilité, et c'est à l'action réflective de la substance grise sur la substance blanche qu'il faut rapporter la motilité.

Le cervelet est-il chargé de coordonner les mouvements, ainsi que le pense M. Flourens, et la coordination des mouvements est-elle due à la disposition alterne des deux substances, disposition si remarquable dans le cervelet ? Quel que soit l'organe encéphalique qui en soit le siége, la coordination des courants impressifs, sensoriaux et facultatifs, ainsi que la coordination des mouvements, paraissent s'exercer d'une manière régulière, chaque fois que l'état de corps mauvais conducteur, qui est le propre de la substance grise, n'est point altéré. Cette opinion est confirmée par les exemples d'aberration des facultés intellectuelles, et d'altération de la sensibilité et de la motilité à la suite desquelles on trouve, sur le cadavre, des traces d'injection ou de ramollissement de la substance grise.

Dans les mouvements qui résultent de l'action réflective particulière à la moelle épinière, il existe une coordination remarquable, et cependant le cervelet n'est point appelé à exercer son action.

La faculté réflective générale peut être vague et indéterminée, c'est-à-dire, qu'elle peut ne s'appliquer à aucune pensée déterminée ; alors un appareil sensorial plus particulièrement électrisé peut imposer un ordre d'idées à l'organe généralisateur qui, ne se trouvant pas lui-même assez électrisé, est lent dans son action, paresseux ou fatigué, et refuse de recevoir et de coordonner les idées qui sont soumises à son action ; l'appareil réflectif général est alors dans un état passif. Mais le plus ordinairement la substance grise cérébrale périphérique exerce une action d'initiative sur les appareils réflectifs spéciaux, et elle peut, dans certains cas, acquérir son plus haut degré d'électrisation *normale*. Ainsi, la substance grise cérébrale exerce une action directe sur les appareils réflectifs spéciaux, ou réagit sur eux après avoir coordonné et jugé leurs produits, de manière à augmenter leur électrisation propre, et, par conséquent, leur degré de puissance.

Le degré d'électrisation propre à chaque appareil établit la différence des facultés, c'est-à-dire, les rapports fonctionnels de chacun de ces appareils, et les constitue à l'état d'activité et de passivité relative ou absolue : relative, lorsque l'un de ces appareils exerce une prédominance d'action sur les autres ; absolue, lorsque cette différence d'état électrique se traduit par l'activité ou la non-activité propre à chaque organe, d'où résulte, pour chacun d'eux, la différence entre l'état actif et l'état passif, entre agir et subir, regarder et voir, flairer et être impressionné par les odeurs, écouter et entendre, savourer et ne pas savourer, toucher ou sentir.

L'état d'activité de chaque organe des sens entraîne toujours une action réflective spéciale sur les nerfs moteurs de leurs organes accessoires. F. Cooper a parfaitement décrit chacun de ces états d'activité propres aux organes des sens, dans ses beaux types de la *Longue-Carabine* et du *Dernier des Mohicans ;* le second état, ou l'état passif, représente l'action automatique des organes des sens.

L'exagération d'électrisation de la substance grise porte le trouble dans l'exercice de la faculté réflective générale, et donne naissance aux passions ; exemple, la colère. Cet état réagit sur les appareils spéciaux des différentes facultés qui correspondent aux organes des sens et à la sensibilité générale ; il exalte ses facultés ou les trouble.

Chaque appareil facultatif peut être lui - même le siége d'une électrisation exagérée et réagir sur l'appareil généralisateur, ou donner aux organes sensoriaux proprement dits et aux appareils moteurs accessoires aux organes des sens, un haut degré d'activité et d'énergie.

Si les organes centraux destinés à localiser les facultés, ainsi que Gall et Spurzheim ont si admirablement cherché à le démontrer, ont subi une modification dans leurs tissus, modification qui, pour être insensible à nos moyens d'investigation, n'en a pas moins produit des altérations de fonctions de la substance grise dans un appareil spécial; si cette substance a perdu sa faculté isolante ou est devenue trop active, elle peut donner lieu à une aberration dans la sensation, dans le jugement et la faculté, ou concentrer les impressions et les rapporter toutes à un organe particulier qui, en vertu de sa faculté isolante spéciale exagérée, donne lieu à la *manie*.

Si la substance grise cérébrale est destinée à exercer son action réflective générale sur les produits qui résultent du jeu des organes spéciaux ou facultatifs, ou si l'un des organes facultatifs a subi des altérations dans son organisation, sa faculté réflective est modifiée, et le trouble se manifeste dans les opérations de l'entendement. L'*être moral* subit alors les modifications variées qui expriment les degrés différents et les combinaisons diverses de l'affection organique. — Les facultés se modifient suivant que l'action morbifique a exercé son influence sur l'appareil de la faculté réflective générale, ou sur l'un des organes facultatifs.

Ainsi, l'*être moral* résulte de la faculté réflective générale appliquée aux phénomènes réflectifs particuliers à chaque organe facultatif. Son développement est d'autant plus parfait que les facultés réflectives spéciales sont mieux coordonnées et plus développées elles-mêmes, et que la puissance réflective générale exerce sur elles une action plus énergique et plus uniforme.

La prédominance d'un ou de plusieurs organes facultatifs ou leur peu de développement, donnent aux individus des aptitudes ou des facultés intellectuelles et morales plus ou moins développées, qui produisent les résultats si variés de l'esprit humain.

Lorsque l'harmonie d'organisation coïncide avec un certain degré de développement des organes, les facultés spéciales et la faculté généralisatrice acquièrent une grande puissance et déterminent un haut degré d'aptitude intellectuelle et d'énergie morale.

Le plus haut degré d'exaltation *normale* d'un ou de plusieurs organes facultatifs et de la puissance réflective générale ou généralisatrice, constitue le génie appliqué à telle ou telle autre faculté.

De l'action de l'*être moral* appliquée à l'individu lui-même et au monde extérieur ou aux actes fonctionnels qui donnent naissance aux pensées résultent la conscience, le sentiment du bien et du mal, et le sentiment religieux, c'est-à-dire, le besoin d'exprimer notre admiration et notre reconnaissance pour le créateur des œuvres qui nous entourent, et de l'œuvre si harmonieuse qui nous constitue à l'état d'êtres pensants.

Le sentiment religieux n'est donc point l'expression d'un organe facultatif spécial, mais bien le résultat de l'application de la réflexion, ou de l'action de l'*être moral* sur le monde extérieur et sur lui-même. L'*être moral* puise en lui la conscience de sa sublimité ; il s'inquiète de son origine, il cherche à s'analyser, à reconnaître son principe, et il remonte ainsi jusqu'au créateur de toutes choses, qu'il admire alors dans son œuvre la plus parfaite, dans l'*être moral* lui-même.

L'*être moral* ainsi constitué reçoit, subit l'action de l'âme, et transmet, à son tour, à la substance médullaire cérébrale et à toutes les parties du corps les impressions que l'âme exerce sur lui.

Ainsi les facultés intellectuelles et instinctives donnent naissance à l'*être moral*, qui devient le moyen de communication de la matière avec le principe immatériel émané de Dieu et que l'on nomme l'*âme*.

L'âme s'empare de l'*être moral* et se l'associe, pour réaliser en lui sa tendance irrésistible, ou sa puissance d'aspiration à la vie éternelle, tandis que l'*être intellectuel*, sollicité par la faculté instinctive dont il n'est que l'expression la plus élevée, subit la loi de la matière et meurt avec elle.

On comprendra dès lors pourquoi, chez les animaux, certains organes sensoriaux étant plus ou moins développés, suivant les espèces, tandis que les organes facultatifs sont toujours à l'état rudimentaire, les facultés sensoriales sont plus ou moins développées elles – mêmes, tandis que les facultés spéciales qui en découlent ne peuvent acquérir qu'un développement incomplet. La puissance réflective générale ne peut se développer et exercer une action sur des facultés rudimentaires qui ne peuvent lui donner naissance; aussi ces facultés ne parviennent-elles jamais à élever les animaux au-dessus des besoins organiques et des sentiments instinctifs, pour produire, chez eux comme chez l'homme, des phénomènes de l'intelligence qui, subissant l'action puissante de la faculté réflective générale, donnent naissance à l'*être moral*.

L'intelligence résulte donc de l'exercice et du concours plus ou moins harmonieux des différentes facultés réflectives; et l'*être moral* est la plus haute expression de la puissance réflective générale, appliquée à l'ensemble des facultés intellectuelles et morales qu'il analyse et coordonne pour réagir sur l'individu et sur le monde extérieur.

Chez les animaux, l'instinct est l'expression de l'action réflective appliquée à chacun des organes sensoriaux, mais ne pouvant s'élever à une action généralisatrice, parce que les organes facultatifs ne sont que rudimentaires. Le cerveau des animaux est donc trop imparfait pour exercer une action réflective générale sur les fonctions propres à chaque organe sensorial, sur chaque organe facultatif rudimentaire, sur l'ensemble des fonctions de ces organes et sur lui-même, de manière à donner naissance à l'*être moral*.

Ainsi, les impressions exercées par le monde extérieur et perçues par les organes des sens et de la sensibilité générale, sont transmises au cerveau et donnent naissance aux sensations, de même que les impressions intérieures qui résultent des différents états de nos organes sont transmises au cerveau et donnent naissance aux sentiments.

Par les sensations nous sommes donc mis en rapport avec le monde extérieur, tandis que par les sentiments nous sommes mis en rapport avec nous-mêmes.

Dès qu'une sensation est formée, une idée existe ; l'idée, c'est l'image *daguerréotypée* sur un organe déterminé du cerveau, ou le souvenir plus ou moins parfait, plus ou moins vrai que l'impression a déterminé sur le cerveau dans le mécanisme de la sensation. L'idée provenant d'une sensation peut donc être vraie ou fausse, vague ou précise, déterminée ou indéterminée, comme les impressions qui l'ont produite.

La sensation qui résulte d'une impression transmise au cerveau par les nerfs de la sensibilité générale, dont le point d'origine est l'intérieur des organes eux-mêmes et qui n'ont de rapport qu'avec l'individu, donne naissance au sentiment. Le sentiment résulte d'une impression intérieure qui se traduit sur le cerveau par une sensation qui exprime plus ou moins fidèlement l'état de bien-être ou de malaise qu'éprouve chacun des organes ; cette sensation, *daguerréotypée* sur le cerveau, produit le souvenir ou le sentiment instinctif qui avertit des besoins et qui préside à la conservation de l'individu et de l'espèce.

L'idée provenant des sentiments est donc une idée instinctive ; elle peut être vraie ou fausse, vague ou précise, déterminée ou indéterminée.

Les idées qui proviennent des sentiments se rapportent à l'individu lui-même, tandis que les idées provenant des sensations se rapportent au monde extérieur.

Les premières tendent à s'individualiser, les secondes à se généraliser.

Ces deux ordres d'idées sont soumis à l'action réflective du cerveau, qui détermine pour chaque individu son individualité morale ou son *moi*, et ses rapports avec ses semblables et avec le monde extérieur.

La prédominance des idées instinctives sur les idées de relation, développe chez l'individu le sentiment de l'égoïsme ou l'exagération du *moi*. L'individu rapporte tout à lui, et il arrive à penser que la création tout entière a été faite pour son bien-être particulier.

Si les idées provenant des sensations ou-du monde extérieur prédominent sur les idées instinctives, l'action généralisatrice s'exerce plus largement ; l'individu semble s'oublier lui-même en présence de ses semblables, il est bon et généreux, il puise dans ses sentiments instinctifs et ses sensations les éléments de comparaison entre la douleur et le plaisir, et il acquiert les premières notions du bien et du mal.

Il aime l'un parce qu'il est agréable et craint l'autre parce qu'il est désagréable ; mais, à peine en possession de ces premières notions, l'homme bon, dans ses rapports avec ses semblables, évite le mal et fait le bien, afin de faire éprouver aux autres les plaisirs qu'il aime et de leur éviter les douleurs qu'il craint.

Certaines facultés affectives, comme l'amour et l'amitié, expriment deux états de l'âme dans lesquels l'abnégation du *moi* est plus ou moins complète en faveur d'un autre individu.

Il est des personnes chez lesquelles la prédominance du sentiment instinctif se fait sentir; chez elles l'abnégation du *moi* en faveur des autres n'est pas sincère, elle n'est qu'apparente et elle se mesure sur l'espérance d'une action réciproque.

Chez d'autres personnes il existe un état d'exagération du sentiment instinctif ou de la prédominance du *moi* qui constitue l'égoïsme. Ce sentiment exprime la négation plus ou moins complète de toute abnégation personnelle; aussi l'amitié et l'amour ne sont plus l'expression des facultés affectives de l'âme appliquées à tel ou tel autre individu, mais bien de simples rapports de convenance ou de sympathie instinctive, à l'occasion desquels l'égoïsme individuel calcule la somme de bonheur que pourront faire naître ces rapports qu'il établit sur les bases qui lui paraissent les plus favorables. L'intérêt matériel devient ainsi, chez certains individus, le lien fragile qui remplace l'affection et le dévouement propres aux individus d'une organisation supérieure.

Mais, si les premières relations sont établies entre les hommes, et que l'existence individuelle soit assurée par les bons rapports et la communauté d'intérêts, chaque individu se livre à ses besoins instinctifs. Il est attiré par les sensations agréables ou par la sympathie, et repoussé par les sensations désagréables ou l'antipathie qu'il éprouve pour les êtres ou les objets de la création dans ses rapports avec eux ; il élargit ou resserre le cercle de ses impressions et de ses sensations, il les varie, il les différencie et les classe, après les avoir soumises à la faculté réflective dont il est doué : de là naît la comparaison, le jugement, etc. Mais, comme la comparaison et le jugement s'exercent sur un grand nombre de sujets divers, physiques ou métaphysiques, ces opérations de l'entendement deviennent bientôt nombreuses et variées, suivant la nature, les conditions, les rapports des objets auxquels elles ont été appliquées. Les jugements sont soumis à la faculté réflective, qui les apprécie eux-mêmes et les soumet à une analyse ou à de nouvelles comparaisons, d'où résulte le raisonnement.

Les raisonnements varient de nature et d'objets comme les jugements ; ils sont, comme eux, soumis à l'action réflective cérébrale, qui lés coordonne pour former les pensées ; mais les pensées sont

variées et nombreuses, vagues ou précises, déterminées ou indéterminées, vraies ou fausses, suivant que les sensations, les sentiments, les idées,
les jugements, les raisonnements qui leur ont
donné naissance ont été vagues ou précis, déterminés ou indéterminés, vrais ou faux, et suivant
l'aptitude du cerveau à les apprécier et à les coordonner.

Les impressions extérieures et intérieures, après
avoir subi les différentes actions réflectives dans
des organes déterminés, développent les aptitudes, c'est-à-dire, qu'elles déterminent une action
vague ou précise, déterminée ou indéterminée,
vraie ou fausse sur chacun des organes cérébraux
sur lesquels elles exercent leur influence, d'une
manière directe comme courant impressif pour
former la sensation, ou d'une manière consécutive
comme courant réfléchi par les organes sensoriaux pour donner naissance aux facultés.

L'état actif des organes cérébraux dans les
opérations de l'entendement exprime les aptitudes
intellectuelles et favorise le développement organique, ainsi que le prouve l'éducation, cette
forme de gymnastique intellectuelle qui opère le
développement des organes facultatifs par le développement des facultés.

Ainsi, les facultés intellectuelles résultent du
développement des organes qui sont le siége des.

aptitudes, par l'exercice ou par l'éducation, qui convertit les aptitudes en facultés.

Les facultés se développent donc par l'exercice ; elles naissent des aptitudes et déterminent, à leur tour, le développement des organes facultatifs eux-mêmes; exemple : la mémoire, le jugement, le raisonnement, etc. (1).

Les aptitudes sont toujours l'expression d'une disposition organique congéniale, tandis que les facultés sont toujours acquises, et elles expriment le développement organique qui résulte de l'éducation. L'exagération *normale* de la puissance réflective générale, coïncidant avec un grand déve-

---

(1) De ce que nous avons dit précédemment, il faut conclure que tout système d'éducation doit, pour être bon, reposer sur une méthode analytique appliquée aux impressions, aux sensations, aux idées, aux jugements, à la mémoire, aux raisonnements, etc. Cette méthode doit surtout avoir pour but essentiel de bien déterminer la nature des impressions, de manière à produire des sensations nettes et précises. Plus cette méthode parviendra à rendre nettes et précises ces différentes opérations de l'entendement, et plus le jugement et l'intelligence atteindront un haut degré de rectitude et de développement. Chaque individu bénéficiera de la somme d'intelligence et de temps qu'il perd par le fait des impressions et des sensations vagues qu'il reçoit ou qu'il éprouve, et qui donnent naissance aux idées fausses et aux jugements erronés. Le défaut capital des méthodes d'enseignement et d'éducation est de ne point s'occuper, d'une manière spéciale, des opérations élémentaires de l'entendement sur lesquelles reposent tous les phénomènes de l'intelligence on vise à l'effet, on veut arriver aux résultats sans se donner la peine d'employer les moyens.

loppement de l'organe de la mémoire, donne lieu à l'imagination.

Ainsi, l'imagination est l'expression de la faculté réflective générale appliquée aux sensations et aux sentiments, ou aux images et aux idées que conserve l'organe de la mémoire.

L'ensemble des facultés produit l'intelligence ; l'intelligence est d'autant plus large, d'autant plus développée que les facultés qui lui donnent naissance sont elles-mêmes plus développées.

Les sentiments instinctifs naissent des impressions intérieures ; ils sont aussi soumis à l'action réflective cérébrale, qui les compare avec les sensations provenant des rapports avec le monde extérieur.

De cette comparaison il résulte, pour chaque individu, la conscience de sa valeur propre, de sa dignité, et le sentiment des besoins de généraliser et de développer ses sensations en les communiquant et en prenant connaissance de celles de ses semblables. Cet état détermine l'action réciproque que chaque individu exerce et subit dans le cercle de ses relations. De ces rapports naissent des impressions et des sensations qui sont soumises à l'action réflective et qui déterminent les notions ou le sentiment du bien et du mal, du juste et de l'injuste ; ces notions, appliquées à nos pensées et à nos actes, sont soumises à l'organe réflectif général qui détermine les phénomènes de la conscience.

Ainsi, la conscience est le résultat fonctionnel de l'organe réflectif général exerçant un contrôle, ou jugeant les pensées et les actes qui sont déterminés en nous par les sensations et les sentiments. La conscience juge donc les rapports entre les sensations et les sentiments ; elle approuve ou désapprouve la lutte qui s'engage entre l'instinct qui est l'expression du sentiment organique dont l'exagération donne lieu aux passions, et l'intelligence d'où résulte la connaissance des devoirs qui nous donnent le respect envers nous-mêmes, envers nos semblables et envers Dieu.

Ainsi, l'appréciation des influences que les facultés intellectuelles acquises et les sentiments instinctifs inhérents à l'organisme de chaque individu, exercent sur nos pensées et sur nos actions, détermine les phénomènes du libre arbitre qui ordonne, de la volonté qui exécute, et de la conscience qui juge.

L'action réflective générale s'exerçant sur les facultés intellectuelles et sur les sentiments instinctifs, détermine l'unité de puissance intellectuelle et instinctive, en donnant naissance à l'être moral dont l'individualité est représentée par le *moi*.

Le *moi* exprime donc l'état d'activité ou de passivité de l'être moral appliqué à l'individu lui-même ou exerçant son action sur le monde extérieur. C'est donc à tort que Gall nie l'existence d'un organe généralisateur, lorsque ce physiologiste s'exprime ainsi : « Il n'existe et ne peut exis- « ter aucun centre commun de toutes les sensa- « tions, de toutes les pensées et de toutes les vo- « lontés; l'unité du *moi* sera toujours un mystère. »

La substance grise cérébrale paraît se comporter à l'égard de la substance blanche , de manière à diviser le cerveau en départements qui exerceraient les uns sur les autres une action directe et une action réfléchie, et dont l'ensemble serait subordonné à l'action réflective générale. Il résulterait de cette disposition que le cerveau serait l'emblème le plus parfait de la hiérarchie facultative la plus harmonieuse.

Le principe d'unité est donc la base essentielle de notre puissance morale et physique, et cette unité s'exprime en nous de la manière la plus absolue ; car le *moi* est si impérieusement absolu chez chaque individu, qu'il réagit ordinairement d'une manière fâcheuse sur la somme totale des *moi* qui sont individuellement personnifiés dans chacun des membres d'une société.

Mais, s'il arrive que le chef suprême de cette admirable hiérarchie, l'*être moral*, soit perverti par le fait de l'altération de la substance grise périphérique dont il est l'expression fonctionnelle, ou par l'altération de la substance grise centrale

qui entre dans la composition des organes facultatifs, le désordre, ou le défaut d'harmonie dans ses
fonctions propres et dans les fonctions des organes
facultatifs, se traduit par des pensées et des actes
désordonnés qui constituent cet état des facultés
mentales que l'on désigne sous le nom de *démence*,
et de *manie* si quelques organes facultatifs exercent une action prédominante qui détruit l'harmonie d'ensemble.

Il arrive donc, pour chaque individu dont les
facultés sont troublées ou perverties, ce qui arrive
pour une société dont l'économie administrative
et gouvernementale est troublée ou pervertie, et
dans laquelle le principe d'unité est détruit ou se
trouve momentanément remplacé par la prédominance de l'action insolite de plusieurs des membres
de cette société. Il résulte nécessairement, pour
l'un et pour l'autre, le trouble et le défaut d'harmonie dans les opérations d'ensemble; les lois ne
sont plus observées, les passions n'ont plus de
frein et le désordre arrive à son comble. Il en est
donc des peuples comme des individus, les uns et
les autres peuvent avoir leurs moments de folie.

L'étonnement d'un grand nombre d'individus
serait grand s'ils s'analysaient eux-mêmes, et qu'ils
découvrissent en eux un être souverain qui do-
mine leurs pensées, qui dirige leurs volontés et
qui détermine toutes leurs actions, auquel, en un

mot, ils obéissent incessamment, à moins que les passions prédominantes dans ces individus et sans cesse en lutte avec la raison, ne la compriment ou ne l'asservissent. L'effort soutenu d'une volonté déréglée détruit ou altère, dans ces individus, le principe d'unité, pour soumettre leur machine intellectuelle et instinctive à toutes les fantaisies des facultés intellectuelles désordonnées d'une part, et d'autre part à tous les appétits ou à tous les instincts des êtres sans raison.

Mais la satisfaction de ces instincts et de ces appétits organiques ne tarde pas à éteindre, chez un individu ou chez un peuple qui s'y livre, les nobles élans de l'intelligence, et l'individu ou le peuple se dégrade.

La prédominance des phénomènes de l'intelligence, qui exprimait chez l'individu la prédominance du système cérébro-rachidien sur le système du grand sympathique, ne tarde pas à décroître et l'équilibre à se rétablir entre les deux ordres d'appareils nerveux. Bientôt le système ganglionnaire du grand sympathique devient, à son tour, prédominant sous l'influence de l'exercice des appétits instinctifs, et l'homme ou le peuple imprime une marche rétrograde à la civilisation, c'est-à-dire, à cette manière d'être des hommes qui résulte des qualités qu'ils ont acquises ou des connaissances qui leur ont été transmises par les générations précédentes. Ainsi, l'homme renonce aux arts et à toutes les nobles occupations qui élevaient son intelligence au-dessus de tous les autres êtres de la création, pour ne plus se livrer qu'aux industries élémentaires indispensables à la conservation de l'individu et de l'espèce ; il devient chasseur et pêcheur, ou, ce qui est pis encore, il devient l'esclave d'un peuple moins dégradé que lui.

Il est donc nécessaire que les facultés réflectives spéciales soient soumises à l'action réflective générale pour que l'harmonie, dans les fonctions intellectuelles, s'exprime par l'unité morale.

Les facultés réflectives spéciales varient en nombre et en puissance : 1° suivant le degré de perfection de l'espèce et de l'individu dans la série des êtres pourvus d'un appareil cérébrospinal ; 2° suivant la prédominance de la substance grise cérébrale sur la substance blanche, ou de la substance blanche sur la substance grise ; 3° suivant la prédominance d'action de la substance grise périphérique sur la substance grise centrale, ou de celle-ci sur la première ; 4° enfin suivant le développement plus ou moins prédominant de l'appareil cérébro-rachidien relativement à l'appareil ganglionnaire, c'est-à-dire : 1° suivant la puissance d'action du courant impressif sur l'électricité de la substance grise, ou suivant la puissance d'action répulsive de la substance grise sur le courant impressif; 2° suivant les rapports qui existent entre l'activité des organes sensoriaux et facultatifs et l'appareil de la faculté réflective générale; 3° enfin suivant la prédominance et la nature des facultés intellectuelles acquises et des aptitudes instinctives ou organiques,

Le grand sympathique semble exercer une influence d'autant plus prépondérante sur la partie du système cérébro-spinal qui subit son action, que l'espèce chez laquelle on examine ce nerf appartient à un rang moins élevé dans la série animale, tandis que, à mesure que l'importance relative de ce nerf diminue et que celle du système cérébro-spinal augmente, on voit l'espèce s'élever, les organes des sens se développer, l'intelligence prendre de plus larges proportions, et enfin les individus les plus parfaits de l'espèce la plus élevée se rapprocher des variétés les plus dégradées de l'espèce humaine. Ces individus diffèrent néanmoins de l'homme par le défaut d'harmonie et de développement des organes facultatifs et des organes généralisateurs, dont l'état rudimentaire existe chez eux comme règle invariable, tandis que, chez les êtres les plus dégradés de l'espèce humaine, cet état de dégradation est constitué par de rares exceptions à la loi générale qui préside au développement encéphalique chez l'homme et qui, chez lui, donne naissance à l'être moral, cette sublime faculté qui lui permet de s'analyser lui-même et de s'élever jusqu'à Dieu.

L'être moral n'existe donc point chez les animaux. Dieu, principe de toute logique, n'a pu commettre l'inconséquence dont quelques philosophes le gratifient, en accordant une âme aux animaux; car, si l'âme existait chez les animaux, elle ne pourrait entrer en relation avec la matière.

Il existe un état des facultés intellectuelles et morales qui exprime la négation plus ou moins complète de l'action des organes facultatifs et la prédominance du système ganglionnaire; cet état est l'idiotie, qui fait de l'idiot un être *végétatif*.

L'idiotie résulte de l'atrophie congéniale de la substance grise cérébrale, déterminée par une modification accidentelle de la circulation locale pendant la vie intra-utérine, ou par un vice de nutrition de l'appareil encéphalique. Quelquefois aussi cet état résulte de la privation du stimulant naturel de la substance blanche à une époque plus ou moins éloignée de la naissance, ainsi que le prouvent plusieurs faits de séquestration prolongée.

Sans doute Dieu a voulu que l'idiot remplît, comme accident de la nature, la lacune qui sans lui existerait entre l'homme et les animaux, et peut-être aussi a-t-il voulu avertir les intelligences supérieures de la fragilité des bases sur lesquelles leurs prétentions reposent (1).

(1) Pendant mon internat à l'Hôtel-Dieu de Clermont-Ferrand, le voisinage de la vallée de Royat m'a procuré l'occasion fréquente de constater que l'idiotie était le résultat, soit de l'atrophie des artères carotides internes ou des vertébrales, soit de l'épaississement des tuniques ou de l'insuffisance du système veineux cérébral, d'où résulte un état d'atrophie de la substance cérébrale ou une congestion permanente, un ralentissement dans la circulation locale, et un défaut de développement de la substance grise du cerveau. Plusieurs fois j'ai trouvé les sinus de la dure-mère étroits et logés dans des gouttières osseuses peu profondes ou presque effacées. Je crois être autorisé à avancer que l'idiotie résulte le plus souvent d'une disposition anatomique congéniale du système circulatoire cérébral, mais il peut aussi être acquis et naître sous des influences spéciales. L'usage immodéré des alcooliques, de l'opium ne détermine-t-il pas un état d'abrutissement voisin de l'idiotie? Je ne mets pas en doute que la ligature des carotides ou des vertébrales ne puisse en favoriser le développement. L'idiotie et le crétinisme surtout, qui paraît être l'idiotisme acquis, ou coïncidant avec un état de dégradation de l'ensemble de l'organisme, sont souvent accompagnés de l'hypertrophie du corps thyroïde. Le goître comprime les veines et détermine quelquefois l'atrophie des artères voisines, ainsi que le prouve une pièce anatomique que je possède et dont je joins ici l'observation.

Hypertrophie du corps thyroïde.

V... Marguerite de Channonat, fille âgée de quarante ans, d'une intelligence plus que bornée, d'une constitution forte et sanguine, d'une taille peu élevée, est entrée à l'Hôtel-Dieu de Clermont le 19 octobre 1834, salle Sainte-Marie, n° 3 ; cette malade présentait une tumeur du volume des deux poings, de forme ovoïde, dure, net-

L'idiot est donc le lien matériel entre l'homme et la brute, comme l'âme est le lien immatériel entre l'être moral et Dieu.

tement circonscrite, avec rougeur de la peau et douleur lancinante aggravée par la pression; cette tumeur s'est développée depuis l'âge de sept ans; elle occupe la région antérieure et latérale du cou, depuis la hauteur de la quatrième vertèbre cervicale jusqu'à la partie postérieure de la première pièce du sternum qui se trouve déjetée en avant, de manière à faire une saillie susceptible de dépression d'avant en arrière.

Le traitement auquel on a soumis cette malade pendant les quinze premiers jours a été essentiellement antiphlogistique; des saignées générales et des applications de sangsues ont été réitérées; chaque jour il a été appliqué des cataplasmes émollients sur la tumeur, jusqu'à ce que l'inflammation eût entièrement cédé. A ce traitement, on a fait succéder l'emploi de l'iode à l'intérieur et les frictions de pommades iodurées d'hydriodate de potasse. La tumeur a paru diminuer de volume, mais sa consistance et sa dureté ont sensiblement augmenté. Un grand nombre de veines variqueuses sillonnaient la tumeur en tous sens. La rougeur de la face, la fixité du regard et la céphalalgie continuelle qui ne laissaient pas un moment de repos à la malade, ont déterminé le médecin à insister sur les évacuations sanguines générales, dans le but de prévenir un accès d'apoplexie dont la malade était incessamment menacée. Les accidents se sont dissipés, une amélioration manifeste leur a succédé pendant quelques jours; mais bientôt la malade s'est plainte d'une difficulté très-grande dans la respiration, il lui semblait avoir toujours un lien autour du cou (expression de la malade); la respiration était, en effet, courte et fréquente, et faisait entendre un bruit de sifflement à la hauteur du larynx. La dyspnée fait chaque jour des progrès rapides, il s'y joint une toux sèche revenant quelquefois par quintes, et déterminant des symptômes de congestion; la face est alors animée, l'œil luisant, sans expression et parfois égaré; les traits expriment l'anxiété la plus vive et le malaise le plus grand; le pouls est tantôt plein, fort et fréquent, tantôt peu développé. Il est pratiqué une saignée du pied, qui soulage la malade pendant quel-

Certains tissus accidentels deviennent le siége de phénomènes qui offrent une grande analogie avec ceux qui se développent dans la substance

ques jours ; puis on établit un séton à la partie supérieure de la tumeur. Cette opération est suivie d'une hémorragie veineuse très-abondante. Cette hémorragie se reproduit à chaque accès de toux. La compression étant impraticable, on est obligé de couper l'espèce de pont formé par la peau comprise entre les deux plaies du séton, pour pratiquer la cautérisation au moyen du cautère actuel. Les hémorragies qui, avant la cautérisation, sont survenues à des intervalles très-rapprochés, ont jeté la malade dans un état de faiblesse générale voisin de l'anémie. La compression mécanique exercée par la tumeur sur le larynx et la trachée-artère s'est sensiblement accrue pendant deux jours. Le 15 février, la respiration est devenue d'une difficulté extrême et la malade est morte asphyxiée.

Autopsie faite vingt-quatre heures après la mort.

Une incision pratiquée sur la ligne médiane du cou, à 1 pouce du bord supérieur du sternum, et prolongée jusqu'à la hauteur de l'os hyoïde, a fait reconnaître une plaie à la veine jugulaire externe dont la direction était déviée par le volume de la tumeur qui se rapprochait alors de celui d'un œuf d'oie ; sa forme était ovoïde ; sa région antérieure ou externe présentait, à sa partie inférieure, une dépression qui était en rapport avec l'étendue et la forme du bord supérieur du sternum. La face interne présentait une cavité qui s'adaptait au volume du larynx et de la trachée-artère. Les parois de ces organes en rapport avec la thyroïde, étaient déprimées de manière à produire, dans leur cavité, une saillie assez considérable pour en obstruer la capacité, de façon à rendre difficile l'introduction d'une plume de corbeau. La carotide de ce côté est aplatie, déprimée et réduite à la moitié du volume de celle du côté opposé ; des traces d'inflammation sont très-manifestes sur la muqueuse laryngée et trachéenne.

La tumeur incisée suivant son axe, a présenté dans son intérieur, plusieurs petites cavités remplies d'un pus sanieux et fétide, résul-

grise. Il existe entre ces tissus une analogie remarquable, qui repose sur le mode particulier de fine arborisation dont la substance grise cérébrale est pourvue, et que l'on retrouve aussi dans le tissu encéphaloïde; aussi ces deux substances jouissent-elles des mêmes propriétés isolantes. Elles s'électrisent l'une et l'autre sous l'influence de leur propre circulation et elles sont mauvais conducteurs de l'électricité. Cette circonstance leur permet de se charger comme un véritable appareil électrique, comme une bouteille de Leyde; mais à mesure que l'électricité se forme

tat d'une dégénérescence cancéreuse; ce foyer purulent était environné par une couche de substance lardacée qui formait l'extérieur de la tumeur et qui paraissait de nature squirreuse. Le volume de la thyroïde du côté opposé était naturel; la première pièce du sternum était dégénérée en substance fibreuse, molle, élastique, criant sous le scalpel; l'articulation sterno - claviculaire droite était envahie par la suppuration qui avait détruit en partie les cartilages articulaires.

Thorax. — Poumons sains, crépitants, mais gorgés de sang noir; adhérences entre les plèvres costales et pulmonaires, épanchements séreux dans le péricarde, volume naturel du cœur; oreillette droite gorgée de sang noir coagulé; le ventricule droit présente deux cavités séparées l'une de l'autre inférieurement par une cloison charnue de 2 lignes d'épaisseur; ces deux cavités communiquent entre elles supérieurement par une ouverture ovale d'un pouce et demi de circonférence. La disposition de ces cavités est telle, que dans la droite s'ouvre l'orifice auriculo-ventriculaire droit, et dans la gauche se trouve l'orifice de l'artère pulmonaire. Traces d'inflammation de la membrane interne des cavités gauches du cœur; couleur rouge foncé de cette membrane.

Il est à regretter que le cerveau n'ait pas été examiné.

dans la substance grise cérébrale ou lui arrive par les conducteurs centripètes, elle s'use par elle-même dans le mécanisme de la pensée, ou elle s'écoule, par l'intermédiaire des conducteurs centrifuges, dans le mécanisme de la contraction volontaire, instinctive ou organique, et dans le mécanisme de la nutrition. Le sang se charge d'une partie de cette électricité, et il s'en débarrasse par la voie des combinaisons chimiques qui s'opèrent en lui et par les sécrétions qui en résultent.

A mesure que le tissu encéphaloïde se développe, il se charge aussi de fluide électrique et constitue un appareil électrique, ou une espèce de bouteille de Leyde d'autant plus puissante que le développement du tissu accidentel est plus considérable. Chaque fois qu'une circonstance organique de nutrition, ou une influence extérieure favorise l'accumulation du fluide dans ce tissu, une décharge s'opère sur les extrémités des cordons nerveux centripètes les plus voisins, et un élancement plus ou moins vif se fait sentir.

L'appareil électrique qui résulte de notre organisation est d'une sensibilité si supérieure aux appareils que l'homme peut construire, que les désordres et les troubles fonctionnels les plus grands peuvent s'opérer en nous, sans que le fluide en excès ou en moins puisse être apprécié par les appareils grossiers à l'aide desquels la science physique constate les phénomènes extérieurs.

La sensibilité et la contractilité résultent donc de l'action normale du fluide électrique sur les appareils nerveux cérébro-rachidien et ganglionnaire.

La douleur morale et physique est l'expression de l'action exagérée du fluide électrique central ou du fluide électrique périphérique sur la substance médullaire blanche, tandis que la contraction musculaire volontaire ou involontaire et convulsive, dont le plus haut degré d'exaltation constitue le tétanos, est l'expression de la puissance réflective exagérée de la substance grise sur le système musculaire.

Dans certaines circonstances, cette exagération d'action donne lieu aux modifications de la respiration et de l'appareil vocal, d'où résultent les plaintes, les soupirs, les sanglots, les cris, les vociférations, etc. La contraction spasmodique involontaire du diaphragme qui produit le hoquet, de même que les palpitations du cœur et les contractions intestinales qui forment le volvulus, en sont aussi le résultat.

Du nerf grand sympathique.

Le nerf grand sympathique affecte, dans sa configuration générale, une disposition toute particulière que je compare à la manière d'être d'un lierre partant de différentes souches, pour aller envelopper le tronc et les branches de l'arbre qui lui sert de support.

L'appareil nerveux du grand sympathique offre une disposition semblable, relativement aux vaisseaux artériels, chez l'homme et les animaux vertébrés. Il est formé de plusieurs *souches* ou ganglions, d'où partent de nombreux rameaux pour aller s'allonger, se tordre et se diviser sur le tronc de chaque vaisseau, depuis le cœur jusqu'au dernier capillaire ; il forme à tous ces conduits une enveloppe nerveuse ; il envoie à la membrane interne de ces vaisseaux de nombreux filets que l'œil, armé de la loupe, peut suivre jusqu'au cœur et sur les vaisseaux, mais qu'il perd dans l'épaisseur des parois artérielles les plus ténues.

Ce nerf donne à la membrane interne du cœur et des artères leur mode particulier de sensibilité ; dans les dernières ramifications capillaires, il forme avec la membrane interne, la seule tunique de ces vaisseaux.

Le nerf grand sympathique est essentiel au développement de chaque organe et de chaque individu, dont il semble déterminer la physionomie et l'individualité; ce nerf doit aussi avoir son équivalent dans les végétaux, comme représentant de la puissance qui détermine la nutrition et les formes si variées de chaque individu.

C'est sans doute à une modification particulière à son organisation et à l'état de la peau, qu'il faut attribuer la différence de température chez les animaux à sang chaud et les animaux à sang froid.

Je considère le nerf grand sympathique comme l'agent excitateur de la vie organique jouissant de la faculté d'électrisation qui est propre à la substance grise cérébro-rachidienne, et pouvant réagir sur les courants de la substance blanche, de manière à isoler les nerfs et les organes soumis à son influence, et à les rendre jusqu'à un certain point indépendants de l'action cérébrale. Muller pense que le grand sympathique « peut, « en quelque sorte, être chargé par les parties « centrales du système nerveux, le cerveau et la « moelle épinière, comme sources du principe « nerveux, mais qu'une fois qu'il a reçu cette « charge, il la conserve, et continue de l'écouler « à sa manière accoutumée, alors même que l'af- « flux vers lui des principes nerveux diminue et « ne se renouvelle avec force qu'au bout d'un « certain laps de temps. » Que conclure de l'opinion précédente de Muller rapprochée des expériences de Pommer, qui tendent à prouver, ainsi que le reconnaît Muller lui-même, « que chez « certains animaux la portion céphalique du « grand sympathique peut être isolée de la por- « tion thoracique sans qu'il en résulte rien de « nuisible pour la vie; » que conclure, si ce n'est que le nerf ganglionnaire jouit d'une grande indépendance d'action, et qu'il trouve en lui-même les raisons de sa puissance électro-génique?

Le nerf grand sympathique est le modèle le plus parfait d'appareil électro-génique, et c'est sans doute à lui que Volta a emprunté l'idée pre- mière de sa pile. Ce nerf, comme la pile, a deux pôles opposés.

Cet appareil est formé, chez l'homme et chez les animaux vertébrés, par une série de ganglions qui communiquent avec le cerveau, et surtout avec la moelle épinière, au moyen de gros troncs nerveux; de plus, il est formé d'une substance grise qui jouit d'une capacité électrique ou calorifique en rapport avec la richesse et la ténuité de son mode de vascularisation, et la nature intime de cette substance.

La chaîne ganglionnaire représente la pile; les pôles sont formés par les nombreux cordons qui émergent des ganglions.

Les cordons nerveux du grand sympathique se rendent, d'une part, dans les muqueuses pulmonaire, digestive, cutanée, etc., pour se mettre en rapport avec le monde extérieur, tandis que, d'autre part, ils se perdent dans le parenchyme des organes, et spécialement dans le tissu nerveux cérébro-spinal et la fibre musculaire, toujours en accompagnant les vaisseaux.

Cette disposition, comme on le voit, présente une analogie parfaite avec la disposition des organes périphériques du système nerveux cérébro-spinal, avec lequel le grand sympathique se trouve ainsi en contact dans toute l'étendue de l'organisme, à l'exception de quelques organes dépourvus de nerfs de la sensibilité animale, comme le col de la matrice et la plupart des tissus scléreux.

Les plexus, que certains cordons du grand sympathique forment sur leur trajet par leur entrelacement avec les cordons du côté opposé, paraissent être destinés à rendre solidaires l'une de l'autre, les extrémités périphériques des cordons du côté droit et de ceux du côté gauche; je les considère comme des modérateurs de la faculté électro-génique de ce nerf. Lorsqu'ils sont irrités, ils peuvent devenir des excitateurs de la même faculté; Muller pense que les plexus sont destinés à régulariser les fonctions du grand sympathique.

Le pôle positif du grand sympathique est en rapport avec le monde extérieur; il subit l'influence des corps étrangers ou réagit sur eux, soit en se les appropriant, soit en les repoussant.

Le pôle négatif est en rapport avec la substance même des organes; il est destiné à favoriser l'assimilation à ces organes, puis à repousser les substances étrangères dont l'élaboration avait été opérée sous l'influence du pôle positif.

Les extrémités périphériques du grand sympathique, qui se rendent dans l'appareil digestif, communiquent aux parois de ce conduit la faculté contractile involontaire destinée à favoriser le mouvement des matières alimentaires, et à les mettre successivement en rapport avec les parois de ces cavités; elles concourent aussi à former les papilles intestinales et les follicules qui tapissent les parois du canal digestif.

Les papilles paraissent être de petits appareils électriques formés de vaisseaux et de nerfs, et jouissant de la faculté d'attirer les particules assimilables, et de repousser les substances étrangères pour déterminer la formation des globules chyleux; les papilles, baignées dans le chyme, semblent agir à la manière de l'aimant sur les particules de fer perdues au milieu de matières étrangères, à moins cependant que, par leur contact avec le chyme et en vertu d'une puissance électro-chimique, elles ne décomposent ce liquide en donnant naissance aux globules chyleux, et en déterminant le dégagement de gaz qui accompagne leur formation. A mesure que l'action des papilles s'exerce sur les matières chymeuses pour former le chyle, une attraction puissante est opérée sur chaque globule chyleux par les bords mamelonnés des ouvertures du tissu alvéolaire spongieux, décrit par M. Grouby, et duquel naissent les vaisseaux chylifères. A peine engagé dans ce tissu alvéolaire, le chyle est soumis à l'action de la capillarité que favorise encore la puissance aspirante de l'oreillette droite et des poumons. Le globule chemine dans les vaisseaux chylifères; il est versé dans la veine sous-clavière gauche; il arrive au cœur, et, par l'intermédiaire des cavités droites du cœur, il est dirigé sur la surface pulmonaire où il subit l'action de l'air atmosphérique.

Les rameaux périphériques du grand sympathique qui se rendent aux poumons, en accompagnant dans leurs divisions les plus ténues les ramifications de l'artère pulmonaire, favorisent la décomposition de l'air extérieur par le sang veineux. La membrane pulmonaire, électrisée par le frottement des globules du chyle et du sang, sert de moyen de communication entre l'air et le sang; le fluide cède au sang veineux une partie de son oxygène qui teint d'une couleur rosée le chyle avec lequel il est mis en contact; il forme l'hématine, et, suivant Mudler, il donne naissance

7

au bioxyde et au tritoxyde de protéine par la combinaison de son oxygène avec la fibrine et avec l'albumine (1).

Une autre partie de l'oxygène de l'air se com-

(1) Cette coloration du chyle n'est pas un phénomène particulier à l'action de la membrane pulmonaire sur l'air atmosphérique. Le chyle, extravasé et mis en contact avec l'air, se colore et devient rosé. Le même phénomène a lieu au travers des parois des vaisseaux chylifères exposés à l'action de l'air, ainsi que je l'ai vu chez un jeune homme qui succomba à une plaie pénétrante de l'abdomen, faite deux heures après une orgie. Une anse intestinale de 35 à 40 centimètres s'était échappée par la plaie ; les vaisseaux chylifères, gorgés d'un liquide blanc semblable à de la crème, devinrent rosés au bout de quelques heures de leur contact avec l'air extérieur (la réduction ne put être opérée que trois heures après l'accident). Le malade mourut seize heures plus tard, et à l'ouverture du cadavre je trouvai la surface extérieure des intestins marbrée par trois arborisations de couleurs différentes : l'une très-fine, artérielle, était d'un rouge pâle ; la seconde, veineuse, était d'un rouge bleuâtre ; la troisième, d'un blanc mat, était formée par les vaisseaux chylifères. Le réseau chylifère était rare et fin sur la convexité de l'anse intestinale ; les vaisseaux devenaient plus serrés et plus volumineux sur les faces latérales, et ils augmentaient rapidement de calibre en se jetant dans le mésentère. Dans le mésentère, la coloration blanche des vaisseaux chylifères se faisait remarquer jusqu'à 2 pouces environ au-dessus de l'intestin, puis les vaisseaux prenaient une couleur rosée sur une hauteur de 2 à 3 pouces, dans toute la largeur du mésentère correspondant à l'anse intestinale herniée. Les bords supérieurs et inférieurs de cette bande rosée étaient irréguliers, le liquide rouge formait, dans les vaisseaux chylifères, des traînées ou des jets inégaux, à la manière des rayons d'un éventail brisé à des hauteurs différentes. Cette plaque rosée occupait ainsi le centre du mésentère et était entourée, de toutes parts, de vaisseaux chylifères chargés de chyle blanc. La circulation du chyle paraissait s'être arrêtée pendant la vie, avant que l'absorption de ce liquide n'eût cessé.

biné avec un excès d'hydrogène provenant du sang veineux, de la lymphe ou du chyle, pour former une certaine quantité d'eau ; le carbone, mis à nu, se combine avec une troisième partie d'oxygène pour former le gaz acide carbonique. Une partie de l'eau ainsi formée se mélange avec le sang et le rend plus fluide, tandis que la seconde partie, non mélangée, se réduit en vapeur par l'absorption du calorique que le sang cède aux couches d'air qui subissent son contact sur la muqueuse pulmonaire. Cette vapeur d'eau entraîne avec elle, dans l'expiration, le gaz acide carbonique ; le sang artériel est formé.

Les extrémités périphériques du grand sympathique, qui se rendent dans le tissu des organes, communiquent à la membrane interne des vais-

Ainsi, sous l'influence de l'irritation des filets mésentériques du grand sympathique, la circulation du chyle cesse.

Je rapprocherai ce fait d'un phénomène fréquemment observé en médecine vétérinaire et qui m'a été communiqué par M. Prud'homme. Je veux parler de la persistance de la congestion de la conjonctive oculaire, ou de l'arrêt de la circulation locale, malgré les plus fortes saignées pratiquées aux chevaux atteints de volvulus. Ainsi, l'irritation des filets du grand sympathique, qui résulte d'un volvulus, a pour conséquence l'arrêt de la circulation dans les capillaires de la muqueuse oculaire. Ne trouverait-on pas, dans le rapprochement de ces deux circonstances, une preuve de la puissante solidarité qui existe entre les branches mésentériques et carotidiennes ou ophthalmiques du nerf grand sympathique? Cette solidarité n'expliquerait-elle pas l'action, sur le cerveau, de l'opium ingéré ou appliqué sur un point quelconque des rameaux du grand sympathique?

seaux la faculté électro-génique, dont le développement est subordonné à la circulation et au frottement que les globules exercent sur cette membrane. Les globules s'électrisent à son contact, puis, arrivés à la substance propre des tissus, la puissance d'action du pôle négatif ou organique détermine l'attraction moléculaire qui s'opère sur eux. L'assimilation s'accomplit : le sang artériel cède une partie de ses principes vivifiants aux organes; mais ces particules assimilables ne deviennent identiques à la substance des tissus que lorsque l'assimilation est opérée. La puissance du grand sympathique ne détermine-t-elle pas cette assimilation, à la manière de l'étincelle électrique dans la combinaison de l'oxygène et de l'hydrogène pour former de l'eau?

Ainsi, en fixant son action sur la muqueuse gastro-intestinale, le grand sympathique donne lieu aux phénomènes chimiques, desquels résulte la formation du chyle.

L'influence de ce nerf sur la muqueuse pulmonaire favorise la formation du sang artériel, c'est-à-dire, l'oxygénation de la fibrine, de l'albumine et des autres éléments du sang.

L'action de ce nerf dans les tissus détermine l'assimilation. Les globules ne resteraient-ils pas simplement en contact avec les tissus sans se combiner avec eux, si le grand sympathique ne fixait son action sur ces tissus, et ne déterminait l'assimilation des globules, en communiquant aux molécules assimilables les propriétés des molécules organiques? mais bientôt, cette propriété s'étant épuisée dans le mécanisme des fonctions de chaque organe, le résidu des particules assimilables est abandonné au sang veineux ou aux vaisseaux lymphatiques pour être rejeté au dehors, après avoir fourni aux appareils glandulaires les matériaux des sécrétions.

L'homogénéité des particules assimilées est représentée par la durée de l'assimilation, ou par le temps qui s'écoule entre le moment de l'assimilation et celui de l'expulsion d'une particule déterminée, de l'organe dont elle faisait partie intégrante.

L'influence du grand sympathique, sur les phénomènes de la nutrition, paraît avoir une grande analogie avec l'influence que le même nerf exerce sur les phénomènes qui se passent dans la cicatrisation des plaies *par première intention*, ou assimilation de parties identiques.

Ainsi, lorsqu'un tissu a été divisé et les bords de la division rapprochés, l'assimilation, ou l'adhésion des deux parties, est d'autant plus prompte, que les parties sont plus identiques et plus riches en vaisseaux capillaires et en nerfs. Dans cette soudure des deux parties, il s'opère un léger resser-

rement du névrilème qui, en vertu de son élasticité, subit une rétraction sur chacun des tronçons
des filets nerveux du système cérébro-spinal et ganglionnaire; la substance médullaire est exprimée ou
extravasée à la hauteur de chaque division. La partie
albumineuse du sang ou la lymphe s'épanche des
petits vaisseaux divisés, et elle humecte la substance pulpeuse des nerfs. Dans cet état, les deux
faces divisées contractent adhérence d'autant plus
facilement, que leur rapprochement a été plus
promptement et plus exactement opéré. Chaque
surface trouve sur la surface opposée une matière
parfaitement identique à celle qui la forme elle-
même; ces deux surfaces se confondent mutuellement. De toutes parts les petits vaisseaux s'abou-
chent, ou se soudent entre eux, par l'interposition de
la matière plastique qui se laisse pénétrer par les
globules sanguins, de manière à se frayer de petits
conduits intermédiaires aux deux surfaces divisées.
L'absorption enlève la partie la plus fluide de la
matière plastique. Les petits vaisseaux nouvellement formés et les filets nerveux soudés jettent,
entre les parties primitivement divisées, autant de
canaux et de filets de communication qui concourent à lier étroitement les surfaces rapprochées; le tissu cellulaire de formation nouvelle,
qui résulte de la dessiccation de là matière plastique, complète là réunion.

Pendant le travail de cicatrisation des plaies, on remarque toujours un suintement léger, formé par un liquide qui ressemble beaucoup à la synovie par sa couleur citrine et sa viscosité. Ce liquide est la partie en excès de la lymphe plastique. Pendant la cicatrisation, la lymphe plastique, soumise à l'action vitale, se combine à une certaine quantité de pulpe nerveuse; elle se laisse pénétrer par les globules sanguins, elle se colore, puis se dessèche à la surface par l'évaporation, ou à l'intérieur par l'absorption, et devient enfin le tissu de la cicatrice. Ce tissu est doué d'une sensibilité vague ou diffuse, bien inférieure à celle de la peau (1).

Les extrémités périphériques du grand sympathique qui se rendent à la peau, concourent à former les papilles cutanées, d'après une disposition anatomique qui a beaucoup d'analogie avec la formation des papilles intestinales.

La présence d'un certain nombre de nerfs de la sensibilité animale communique à la peau une sensibilité très-vive, et l'action des papilles cutanées erait trop énergique, si elle n'était tempérée par un épithélium très-dense de matière cornée qui con-

---

(1) Ces observations ont été faites sur moi-même; une plaie pratiquée à l'avant-bras droit, pour étudier la douleur, m'a fourni le moyen d'analyser les phénomènes de la formation du tissu inodulaire, et de suivre pas à pas son développement.

stitue l'épiderme. Mais, si l'épiderme est enlevé, la puissance d'attraction sur les particules étrangères solubles s'exerce avec autant de force à la surface de la peau que dans l'intestin ; alors la transpiration normale est exagérée, elle suinte à travers les parois de ses conduits naturels et forme une gouttelette à la surface. Ce liquide est modifié dans sa nature, dans sa qualité et sa quantité, il fournit un produit plus plastique. Si la cause irritante persiste, il s'opère une filtration de la partie la plus liquide du sang à travers les tuniques des vaisseaux capillaires les plus ténus. Cette filtration peut produire des quantités considérables de liquide qui coule sur la surface dénudée, ou qui s'accumule sous l'épiderme en formant des vésicules, ou phlyctènes, si la surface cutanée n'a pas été dépourvue de son organe protecteur.

Dans les muqueuses, comme à la peau, les glandes sont destinées à fournir une sécrétion dont l'effet est de tempérer l'action électro-génique exagérée dans les papilles, de diminuer la quantité de calorique dont le sang est chargé, et de rejeter à l'extérieur les matériaux devenus étrangers à l'organisme.

La rupture d'équilibre en faveur de l'un des deux modes d'action des extrémités périphériques du grand sympathique, détermine l'exagération dans le développement de l'individu ou l'atrophie de chacun des organes, suivant que la force de composition ou de décomposition prédomine.

Chez l'homme, l'action prédominante du nerf grand sympathique coïncide avec les deux époques extrêmes de son existence. Cette action se développe, chez lui, depuis la naissance jusqu'à l'âge viril; à cette époque, le système cérébro-spinal atteint tout son développement et commence à exercer une action prédominante sur la vie organique, jusqu'à l'âge, variable pour chaque individu, où les facultés intellectuelles et morales manifestent leur tendance au déclin. Alors la prédominance du système cérébral s'affaiblit et elle est remplacée par l'exagération de la puissance abdominale ou de la vie organique. Aussi peut-on considérer, en général, l'obésité comme un signe naturel de la diminution de la puissance cérébrale.

L'harmonie absolue entre les deux forces de composition et de décomposition n'est point dans la nature; son existence et sa persistance indéfinie constitueraient l'immortalité de l'organisme animal.

Le degré normal d'électricité dégagée dans les organes soumis à l'influence du grand sympathique, ainsi que le degré normal d'électrisation de la substance grise cérébro - spinale et ganglionnaire, constituent ce que l'on désigne sous le nom de tonicité, et que Stahl a nommé vitalité.

Au-dessous du degré normal de tonicité, le

dégagement du fluide étant moindre, l'électrisation des appareils nerveux est insuffisante; il existe chez l'individu un état de malaise, de langueur, de faiblesse ou d'absence de tonicité. Ces caractères sont d'une évidence incontestable chez les individus chlorotiques, chez les hydropiques ou à la suite des hémorragies abondantes, des pertes utérines, etc.; la diminution exagérée de tonicité produit la syncope. Quelques excitants intérieurs ou extérieurs suffisent pour accélérer momentanément la circulation, et pour faire disparaître les signes de faiblesse qui expriment le défaut d'électrisation de la substance nerveuse.

Si l'action de la substance grise cérébro-spinale et ganglionnaire, combinée au frottement circulatoire, produit un excès d'électricité, il en résulte une tonicité ou une vitalité trop grande, les organes sont dans un état d'excitation, ils jouissent d'une aptitude de perception exagérée. Cette exaltation se transmet aux extrémités périphériques des nerfs de la vie animale, ou réagit directement sur la substance blanche cérébro-spinale; la sensibilité est exaltée et l'action réflective des organes centraux s'exerce avec plus de force sur les cordons centrifuges ou moteurs de la vie organique; la circulation s'accélère, la chaleur générale augmente, la respiration devient plus rapide et la fièvre est l'expression naturelle de cet état de choses.

Ainsi l'exagération, ou la diminution de la puissance électro-génique qui résulte de l'action de la substance grise cérébro-rachidienne et du grand sympathique, peuvent déterminer une lésion des fonctions, centrale ou périphérique, générale ou partielle, en rapport avec le siége et le mode d'action de la cause morbifique. Si la lésion organique porte sur le tronc même du grand sympathique, l'économie tout entière peut en subir les conséquences. Nous citerons pour exemple la fièvre désignée sous le nom d'*angéioténique*, qui n'est autre chose que l'irritation de la tunique interne de l'appareil vasculaire. Le choléra me paraît en être aussi la conséquence directe et l'exemple le plus frappant (1). Si un point isolé du cordon

(1) Le choléra ne serait-il pas le résultat d'une irritation du nerf grand sympathique qui, sous l'influence de la congestion active ou de l'irritation qu'elle détermine sur la substance grise du cordon ganglionnaire et de ses dépendances, produit une exaltation de la puissance électro-génique dont les effets se font sentir sur les branches terminales du grand sympathique?

L'irritation spéciale du nerf grand sympathique, qui donne naissance au choléra, paraît se développer sous l'influence d'une constitution atmosphérique particulière, analogue aux constitutions qui déterminent les épidémies de variole, de rougeole, de dyssenterie, de fièvre typhoïde, etc.; les constitutions atmosphériques qui produisent ces différentes épidémies agissent plus particulièrement sur les extrémités périphériques du grand sympathique, tandis que la

ganglionnaire ou de ses dépendances est affecté, les organes périphériques qui lui correspondent deviennent le siége d'une lésion des fonctions ou

constitution atmosphérique spéciale qui produit le choléra paraît localiser son action sur la partie centrale du nerf ganglionnaire ou sur ses plexus. L'exagération de la puissance électro-génique qui résulte de l'irritation du grand sympathique, manifeste ses effets sur toute l'étendue des surfaces muqueuses. Ainsi, sur la muqueuse pulmonaire, l'excès d'électricité dégagé par le frottement des globules sur la tunique interne des vaisseaux ne déterminerait-il pas la formation d'une plus grande quantité de bioxyde et de tritoxyde de protéine qui aurait pour résultat de produire la coagulation de l'albumine, et d'envelopper les globules chyleux et sanguins d'une couche pseudo-membraneuse?

Cette *pseudo-membrane* isolerait les globules et ne leur permettrait pas de subir l'action atmosphérique. L'hématose n'aurait point lieu, le sang ne serait plus liquéfié, il conserverait ses qualités de sang veineux dont la densité est encore augmentée par la coagulation accidentelle de l'albumine. Le sang circule très-difficilement des dernières ramifications de l'artère pulmonaire dans les veines. Le poumon est congestionné, et de proche en proche cet état de congestion s'étend à tous les organes les plus vasculaires, et se traduit par la coloration bleue.

La partie la moins dense du sang qui arrive au cœur contribue, à chaque pulsation, à augmenter la coloration bleue des organes; la circulation devient de plus en plus difficile; les cavités droites du cœur sont gorgées de sang noir dont elles ne peuvent se débarrasser, pendant que les cavités gauches se contractent presque à vide; le pouls a disparu dans les artères; le corps est glacé, la peau est sèche, les sécrétions sont taries.

Le pôle muqueux du grand sympathique, n'étant plus excité par le sang artériel, cesse ses fonctions, d'où résulte, pour les papilles intestinales, un défaut d'électrisation qui ne leur permet point de décomposer les matières chymeuses, et de produire le dégagement des gaz nécessaires à la distension normale des intestins et au cours des matières. L'équilibre avec l'air extérieur est rompu, le ventre se

d'une lésion des tissus qui caractérise une augmentation de la faculté électro-génique locale, et d'où résulte une raréfaction des liquides de la partie ma-

resserre et sa paroi antérieure s'applique sur la colonne vertébrale. Les parties les plus liquides du sang filtrent à travers les parois des vaisseaux et fournissent les matières des vomissements et des évacuations. Les garde-robes sont formées de matières décolorées par l'absence de la bile, et ressemblent à de l'eau de riz ou à de la lavure de chair.

L'œil, ce sublime thermomètre de l'harmonie des fonctions morales et physiques, ne reçoit plus de sang artériel, et, loin d'être brillant comme dans le plaisir et la colère, il est terne et flétri comme l'œil d'un cadavre ; le sang veineux lui forme, dans les tissus environnants, une aréole bistrée avec retrait de la peau dans la cavité orbitaire.

A l'expression de l'intelligence et de la vie, aux brillantes couleurs de la santé succèdent l'anxiété la plus affreuse et la momification la plus horrible.

Le pôle organique du grand sympathique est aussi le siége de lésions très-graves ; le sang veineux coagulé congestionne tous les tissus.

Le cerveau, la moelle épinière et les extrémités périphériques du système nerveux sont congestionnés par le sang veineux, et déterminent des crampes qui font cruellement souffrir.

Lorsque l'irritation du grand sympathique est moins vive, les désordres que nous venons de décrire se bornent à de simples modifications plus ou moins profondes dans les qualités normales du sang. Les fonctions subissent un trouble moins grand ; la coloration bleue est plus faible ou presque insensible, l'anxiété est moins grande, la circulation se fait encore, quoique faiblement ; les sécrétions biliaires, intestinales et urinaires sont diminuées et plus ou moins modifiées dans leurs qualités, la peau est froide, le pouls très-faible, l'œil fixe et terne. Cet état, quoique très-grave, laisse encore quelques espérances, mais il faut se hâter de remplir les indications les plus urgentes, qui consistent à rétablir la circulation et les fonctions respiratoires. Pour parvenir à ce but, il est nécessaire de pratiquer de

lade ; la chaleur augmente, la coloration du tissu devient plus intense : si c'est un tissu blanc, il se colore en rouge par le passage des globules rouges dans les vaisseaux qui n'admettaient ordinairement que des liquides blancs. La douleur se manifeste dans la région ; une pesanteur plus grande s'y fait sentir ; la partie augmente de volume ; en un mot, tous les symptômes de l'inflammation s'y développent.

De l'inflammation.

Le développement de l'inflammation est subordonné aux causes qui déterminent ce phénomène et à la nature des tissus dans lesquels il se manifeste. Toutes les affections vives de l'âme exercent sur la circulation et le système nerveux une modification puissante ; les passions, la colère et le chagrin surtout, sont des causes qui fixent plus particulièrement leur action sur le système nerveux, lorsqu'elles sont vives et souvent renouvelées.

Les causes physiques agissent de trois manières différentes ; souvent elles déplacent le sang

larges saignées, de faire prendre des boissons et des fumigations alcalines, des bains alcalins ou sinapisés, et de favoriser l'absorption pulmonaire, cutanée et gastro-intestinale, de manière à liquéfier l'albumine et à renouveler le plus rapidement possible la partie séreuse du sang, pendant que le poumon est soumis à l'action d'un air vivifiant.

en resserrant les parois des vaisseaux superficiels et en chassant ce liquide de la partie directement soumise à l'action de la cause, pour le concentrer sur un organe plus ou moins éloigné. Ainsi, dans le passage brusque du chaud au froid, le sang congestionne les organes centraux de toute la masse du liquide déplacée à la périphérie. Quelquefois les causes physiques produisent une excitation et une accélération de la circulation dans une région déterminée, d'où résulte une abondance plus grande des liquides dans cette partie ; c'est ainsi qu'agissent les irritants internes et cutanés, les cantharides et les poisons âcres. Les acides et les alcalis décomposent les tissus ; ils exercent sur eux une action chimique. Les contusions, les piqûres, les tiraillements, les déchirures produisent la rupture des petits vaisseaux ; il se forme, dans ces tissus, de petits épanchements qui opposent un obstacle à la circulation locale ou qui déterminent une obstruction capillaire momentanée. Ces obstacles peuvent devenir le noyau ou les noyaux d'une inflammation. Enfin, le plus souvent il arrive que des causes diverses combinent leur action pour produire cet état que l'on désigne sous le nom d'*inflammation,* et qui, selon Raige Delorme, exprime l'analogie qu'on a cru trouver entre les phénomènes morbides que ce mot désigne et ceux qui se passent pendant la combustion. Le même

auteur définit l'inflammation « un état morbide
« caractérisé par une vascularité plus grande, ac-
« compagnée le plus souvent d'une sensibilité
« exaltée et toujours de tendance à une sécrétion
« anormale par sa quantité ou sa qualité.» (Article
Inflammation du *Dictionnaire de médecine.*)

Je crois pouvoir définir l'inflammation : l'exagération accidentelle des propriétés de chacun des
éléments actifs qui entrent dans la composition
d'un tissu ou d'un organe.

Cet état produit l'exaltation de la sensibilité,
l'accélération de la circulation et une augmentation de la chaleur générale ou locale, le gonflement des tissus, souvent une fréquence plus grande
des mouvements respiratoires, et une absorption
plus considérable de l'oxygène atmosphérique, qui
se traduit, selon Mudler, par une augmentation
des quantités de bioxyde et de tritoxyde de protéine qui existent dans le sang à l'état normal.

Dans l'inflammation, le nerf grand sympathique modifie la sensibilité de la tunique interne
des vaisseaux : les parois se resserrent, la circulation devient plus rapide, le frottement des globules sur la membrane interne développe une chaleur locale très-prononcée, et une action électrique
qui réagit sur les ramifications des nerfs de la
sensibilité générale, d'où résulte la douleur.

La douleur est l'expression essentielle de toute

inflammation aiguë; sans elle l'inflammation n'existe plus. Néanmoins, la douleur est tantôt le signe primordial et tantôt le signe consécutif du gonflement et de la chaleur.

La rougeur n'est pas toujours un signe d'inflammation; elle ne devient un caractère de phlegmasie que lorsque la tunique interne des vaisseaux est excitée et que la douleur l'accompagne.

La rougeur, le gonflement et la chaleur sont des états qui expriment la surabondance des liquides dans les tissus enflammés.

L'inflammation présente, dans son développement, trois périodes principales que nous allons examiner séparément, afin de mieux analyser cette opération si complexe.

Ces trois périodes sont la congestion, l'irritation et l'inflammation proprement dite, ou période de suppuration.

De la congestion.

Dans l'état normal, la circulation du sang s'opère avec une vitesse dont la moyenne est représentée par soixante et dix pulsations par minute, tandis que la respiration, chez l'homme adulte, ne dépasse guère seize à dix-huit mouvements par minute; mais la fréquence de la respiration est en rapport avec l'état de la circulation. L'accélération de la vitesse du sang produit une disposition générale à la congestion ; cependant la congestion peut aussi avoir lieu sans accélération du pouls, lorsqu'il existe un obstacle au retour du sang.

Si des causes physiques ou morales agissent d'une manière brusque et rapide sur la circulation, les trois modifications primordiales des tissus prennent un caractère aigu ; dans le cas contraire, elles affectent une forme essentiellement chronique ; de là deux formes de congestion :

L'une, aiguë, active, artérielle, qui est toujours due à une accélération des mouvements du cœur, et qui se produit le plus souvent sous l'influence des causes physiques ou morales qui accélèrent la circulation, ou sous l'influence de l'hypertrophie du ventricule gauche. La congestion artérielle est accompagnée de chaleur, de sentiment de plénitude dans la partie, et souvent de douleur, de pression et de pesanteur.

L'autre, passive, veineuse, résulte le plus souvent de la rupture d'équilibre entre la vitesse de parcours du sang du centre à la périphérie, et la vitesse de retour de ce liquide de la périphérie au centre. Cette seconde forme de congestion est presque toujours due à un obstacle mécanique existant au cœur ou dans les veines ; souvent elle est le résultat de la perte d'élasticité des tuniques veineuses, et de la distension ou de l'état variqueux de ces conduits. L'oblitération des veines ou la diminution de capacité du système veineux d'une région, relativement à la capacité du système artériel correspondant, est une cause directe d'obstacle à la circulation du sang dans ces vaisseaux. Quelquefois les veines de certains organes, mais surtout les veines sous-cutanées, sont peu nombreuses et très-étroites ; elles ont des parois très-épaisses, peu extensibles ; alors il existe une stase du sang veineux dans les organes ; la peau est colorée d'une teinte bleuâtre ; les régions sont empâtées par une graisse molle et rougeâtre. La peau est presque toujours froide et très-difficile à réchauffer, particulièrement aux extrémités des membres. La circulation est lente et embarrassée, le sang se porte facilement vers les organes centraux et il les congestionne.

Lorsque la congestion active ou artérielle se reproduit souvent dans les tissus qui avoisinent une partie enflammée depuis longtemps, elle les dispose à devenir le siége d'une vascularisation plus grande. Cette vascularisation peut donner naissance à des productions de natures diverses dans lesquelles l'élément artériel prédomine, comme dans les fongosités et le tissu encéphaloïde qui n'est qu'une modification des fongosités.

Lorsque la congestion veineuse exerce long-temps son influence sur des tissus atteints d'in-flammation chronique, elle les dispose aux hydro-pisies, ou aux engorgements blancs, par le dépôt incessant de lymphe coagulable qui s'opère dans les mailles du tissu et dans les vaisseaux eux-mêmes. Insensiblement cette lymphe se durcit, les vaisseaux s'oblitèrent et disparaissent, à me-sure que les tissus primitifs s'altèrent ; bientôt le tout ne forme plus qu'une masse homogène, tra-versée çà et là par quelques veines ; c'est le tissu squirreux ou le tissu lardacé des tumeurs blan-ches.

La congestion veineuse aiguë comprime les tissus ; elle est caractérisée par une coloration livide, par de la pesanteur et une sensation dou-loureuse de pression. La congestion veineuse chronique exerce sur les tissus une action méca-nique qui en diminue la sensibilité.

De l'irritation.

L'irritation se développe sous deux formes différentes ; elle peut exister avec ou sans af-fluence de liquide, c'est-à-dire, qu'elle est *hu-mide ou sèche, sanguine* ou *nerveuse*. Dans le premier mode ou irritation *sèche*, les vaisseaux se contractent par le fait de l'excitation de la tunique nerveuse au contact des globules du sang; il y a spasme des vaisseaux capillaires : le sang les pénètre difficilement, et détermine une sensation de picotement. Cette sensation résulte de l'excès d'électricité qui se dégage par le frottement des globules sur la membrane interne des vaisseaux ; si l'électricité est dégagée en plus grande quantité, elle irrite les filets nerveux voisins, elle devient ainsi la cause de la douleur qui est l'expression la plus naturelle de l'irritation sèche.

La douleur est d'autant plus vive, que les globules font un effort plus puissant pour pénétrer un à un les vaisseaux blancs, ou plusieurs ensemble les capillaires rouges, et que cet effort s'exerce sur des parois vasculaires dont la vitalité est plus excitée.

La force, qui accélère le mouvement circulatoire général, pousse les globules dans les petits vaisseaux ; elle exerce en même temps une pression plus grande sur la partie séreuse du sang, qui dilate les vaisseaux blancs à la manière d'un coin, et facilite ainsi le passage des globules rouges. On peut comparer cette action au rôle que remplit, dans l'accouchement, la poche des eaux relativement au col de l'utérus qu'elle dilate, pour faciliter le passage de l'enfant. Cette action est très-remarquable dans la dilatation des vaisseaux collatéraux après la ligature ou l'oblitération d'un vaisseau principal. Dans ce dernier cas, l'inflammation se développe d'autant moins facilement que le sang est moins riche en globules, ou qu'il est plus séreux; ces deux conditions étant remplies, la tunique interne subit un frottement moins rude , elle s'habitue insensiblement à l'excitation que détermine sur elle le mouvement circulatoire , et l'irritation se développe d'autant moins facilement que le frottement des globules est plus lent et plus doux.

Dans le deuxième mode d'irritation, ou irritation *humide*, le sang afflue en quantités plus considérables, les globules exercent sur les parois des vaisseaux capillaires une pression qui produit une distension forcée du calibre de chaque petit vaisseau ; le sang pénètre dans les vaisseaux blancs, il les dilate , il exerce sur leurs parois un frottement qui , en développant un excès d'électricité, excite les filets nerveux. Ces filets sont, en outre, tiraillés par la distension des vaisseaux voisins.

Si l'action isolante de la substance grise du grand sympathique est surmontée, par l'irritation, sur un point des extrémités périphériques de ce nerf, ce point devient le siége d'impressions anormales dont la transmission au cerveau, détermine des sensations douloureuses qui correspondent au point où l'irritation a son siége.

Si une irritation se développe sur un des organes qui reçoivent des rameaux du pneumo-gastrique, les filets sensibles de ce nerf transmettent l'impression au centre nerveux qui réagit directement pour déterminer un courant expressif ou électro-moteur sur les organes inspirateurs et sur le cœur lui-même, d'où résulte l'accélération de la circulation et de la respiration.

Il semble que le pneumo-gastrique soit destiné à porter, promptement au cerveau, les impressions anormales que les organes essentiels à la vie peuvent éprouver, avant que la cause impressive ne soit devenue assez puissante, dans ces organes, pour surmonter l'action de la substance grise du grand sympathique. Le pneumo-gastrique paraît soustraire ces organes à l'isolement dangereux auquel ils seraient soumis, et qui leur permettrait de subir des altérations graves avant que le cerveau n'ait été averti. Ce nerf remplit donc, à l'égard des principaux organes, le rôle d'une sentinelle vigilante qui avertit le cerveau des dangers qui menacent les organes essentiels à la vie; alors le cerveau réagit sur les appareils de la respiration et de la circulation; il accélère les mouvements du cœur et des poumons, d'où naît l'expression la plus complète de la réaction, la fièvre. Si la cause impressive est persistante et très-vive, l'action réflective se manifeste directement sur les nerfs de la moelle allongée, puis, de proche en proche, sur ceux de la moelle épinière les plus éloignés du cerveau. Ne serait-ce pas pour cette raison que les convulsions de l'œil, des muscles de la face et de la langue, sont plus fréquentes que le trismus, et le trismus plus fréquent que les autres formes de convulsions tétaniques ?

La première forme de l'irritation, ou irritation *sèche,* caractérise le début de la seconde période de l'*inflammation.* C'est pendant cette période que la sécheresse des tissus enflammés se manifeste, témoins : le coryza, la pleurésie, le rhumatisme articulaire, la péricardite, mais surtout la *vaginalite* qui permettra, quelques jours plus tard, de suivre goutte à goutte la formation du liquide. Dans cette forme de l'irritation, la tunique nerveuse des vaisseaux réagit sur les globules sanguins qui tendent à forcer le passage ; mais bientôt la résistance des parois vasculaires cède à la pression incessante des globules, laquelle est augmentée par l'accélération des battements du cœur, qui résulte de la réaction nerveuse. Le sang force le passage, et les petits vaisseaux se laissent dilater par une puissance supérieure à la résistance de leurs parois.

Pendant toute la durée de cette période, la circulation est accélérée, la chaleur est augmentée, la respiration devient plus fréquente, le sang absorbe une plus grande quantité d'oxygène et donne lieu, par sa combinaison avec la fibrine, aux formations nouvellement décrites par **M. Mudler**, sous le nom de *bioxyde* et de *tritoxyde de protéine*, et que **M. Bouchardat** avait signalées dans la couenne inflammatoire, et décrites sous les noms d'*épidermose* et d'*albuminose*. Les expériences de **M. Mudler** prouvent que le bioxyde et le tritoxyde de protéine existent dans le sang normal, mais que les proportions de ces deux sels sont considérablement augmentées pendant l'inflammation, et que ce sont eux qui forment les pseudo-membranes. Selon **M. Mudler**, le produit des sécrétions serait aussi formé aux dépens du bioxyde et du tritoxyde de protéine.

Pendant cette période de l'inflammation, les phénomènes chimiques de sécrétion sont augmentés et modifiés dans leur nature. En même temps les phénomènes physiques d'exhalation ou de filtration forment les épanchements et produisent les pseudo-membranes. L'exhalation séreuse n'est en réalité qu'une filtration de la partie la plus liquide du sang à travers les tuniques dont la résistance a été vaincue et l'élasticité détruite par la macération opérée pendant la période de congestion, puis par la distension et l'excitation de la période d'irritation. Mais, si cet état persiste, les parois ramollies des vaisseaux capillaires cèdent à la pression exercée par les globules; de petits épanchements de lymphe et de sang se forment au milieu du détritus des parois vasculaires ramollies , du tissu cellulaire macéré et des filets nerveux irrités. La température locale devient plus élevée par suite de l'accélération de la circulation et des frottements qui en résultent ; cette température contribue à produire la coagulation de l'albumine, que favorisent encore les quantités anormales de bioxyde et de tritoxyde de protéine. Les globules extravasés se décomposent ; la douleur, de pongitive qu'elle était, devient gravative ; le pus se forme, et, comme pour en faciliter l'élaboration, le sang afflue dans les parties environnantes de manière à entretenir, autour du foyer, une vascularisation plus grande et une température plus élevée. De sanieux qu'il était d'abord, le pus devient séreux, verdâtre , puis jaunâtre et blanc, à mesure que les dernières traces de la matière colorante disparaissent, dissoutes dans la sérosité, ou combinées avec l'albumine ; c'est alors qu'apparaissent les globules du pus. Telle est la troisième période de l'inflammation , ou période de suppuration.

Dans cette période, la douleur est *gravative* dans les plaies et *pulsative* dans les abcès. La douleur *pulsative,* ainsi que son nom l'indique, est le produit de la pulsation des ramifications artérielles tronquées par la destruction de leurs ramuscules. Ces battements, ou ces pulsations, sont nombreux et isochrones; ils se confondent en une seule pulsation qui se transmet, par l'intermédiaire du liquide contenu dans l'abcès, aux tissus environnants, sensibles et irrités.

Pendant le travail de suppuration, le champ de la circulation est diminué de toute l'étendue des vaisseaux mortifiés; la circulation artérielle rencontre, dans les vaisseaux tronqués en voie d'oblitération, un obstacle mécanique. L'impulsion exercée sur le sang ne s'épuise plus dans le cours naturel de ce liquide. Les ondées sanguines, refoulées de proche en proche par la présence des caillots obstructeurs, exercent sur les parois artérielles une pression qui augmente de force à chaque ondée nouvelle, et qui donne lieu au battement si remarquable dans les artères voisines des tissus dont l'inflammation est arrivée à la période de suppuration.

Pendant le travail de décomposition des éléments organiques, désigné par les anciens auteurs sous le nom de *coction*, une ligne de démarcation s'établit entre les tissus mortifiés et les tissus vivants, par le fait de la puissance chimique de décomposition d'une part, et de l'autre par la puissance de vascularisation des tissus environnants, dont l'excitation est toujours persistante et doit s'accroître encore pour réparer les désordres accomplis.

Pendant la formation du pus, les tissus, qui constituent les parois du foyer ou la surface de la plaie, sont le siége d'un travail de réparation qui consiste dans l'oblitération et la cicatrisation de tous les petits vaisseaux, à mesure que les tissus morts se séparent des tissus vivants.

Ce travail terminé, les parois des foyers ou la surface de la plaie ne tardent pas à se tuméfier sensiblement; de pâles et mous qu'ils étaient, les tissus deviennent rosés, puis d'un rouge assez vif; ils acquièrent une densité plus grande; de nombreux mamelons se développent et forment autant de granulations, dans chacune desquelles un travail de végétation et de vascularisation s'opère; les bourgeons charnus sont formés. Mais ce n'est pas, ainsi que le pensait Kaltenbrunner, « en « s'échappant d'un canal capillaire et en tombant « dans le parenchyme environnant, que les globules « de sang se frayent un chemin pour arriver à quel- « que autre canal capillaire, et former ainsi un nou- « veau canal dans lequel le sang circule désormais. » Cette théorie toute mécanique et par trop livrée aux chances du hasard, ne peut exister dans la nature où tout effet est toujours le résultat d'une cause déterminée.

Gruithuisen semble s'être rapproché davantage de la vérité en décrivant le développement des vaisseaux, et en faisant apparaître les globules

dans une matière amorphe qui exsude des capillaires dilatés ; ils grandissent peu à peu, prennent
une forme étoilée, et leurs rayons, en se rencon-
trant avec ceux qui partent d'un point voisin,
forment un nouveau réseau capillaire.

Pour bien comprendre la formation des capillaires dans l'inflammation, nous croyons nécessaire de diviser le système vasculaire en quatre
ordres de vaisseaux auxquels nous donnerons des
noms différents, qui permettront de mieux étudier
les phénomènes de l'inflammation.

Ainsi, l'artère donne naissance à l'artériole,
l'artériole à l'*artérioloïde*, et l'*artérioloïde* à l'*artéricelle*. Les veines ont leurs correspondants.

Les *artérioloïdes* forment les vaisseaux capillaires
artériels, et les *artéricelles* forment les vaisseaux
blancs autres que les vaisseaux lymphatiques.

Les *artérioloïdes* forment les vaisseaux nourri-
ciers, ou les *vasa vasorum* des artérioles, de même
que les *artéricelles* remplissent un rôle semblable
à l'égard des *artérioloïdes* ; quant aux *artéricelles*,
elles n'admettent point de globules rouges dans leur
capacité, et, à plus forte raison, dans l'épaisseur
de leurs parois ; ces vaisseaux se nourrissent donc
par imbibition, ils forment les tissus blancs.

Dans l'inflammation, les globules du sang dilatent les *artéricelles* ; ils passent dans ces vaisseaux blancs et les colorent en rouge. Lorsque ces

vaisseaux ont été dilatés par les globules rouges, que la lymphe plastique les a pénétrés plus abondamment, ces vaisseaux laissent filtrer plus ou moins facilement ce liquide , en raison du degré de pression qu'il exerce sur leurs parois. Alors la lymphe devient plus dense, soit parce qu'elle subit l'action d'une température élevée, soit parce que les parties les plus aqueuses sont absorbées , ou que l'augmentation des proportions du bioxyde et du tritoxyde de protéine rend sa consistance plus grande; cette lymphe forme la matière amorphe de Gruithuisen. La circulation transmet la force *à tergo* qui pousse les globules et les fait engager dans les *artéricelles;* les parois ramollies de ces vaisseaux se déchirent; les globules font *hernie* à l'extérieur de ces parois et ils passent dans la substance amorphe où ils suivent des directions diverses. Ces directions sont déterminées : 1° par le degré d'impulsion que ces globules reçoivent du cœur ; 2° par la résistance qu'ils rencontrent dans la matière amorphe et par celle qu'ils s'opposent réciproquement. Bientôt les premiers globules présentent eux-mêmes un obstacle aux derniers, cet obstacle nouveau force ceux-ci à prendre des directions divergentes et à s'écarter les uns des autres. C'est sans doute à cette circonstance qu'il faut rapporter les modes de division dichotomique et trichotomique que l'on rencontre si souvent. Les ondées sanguines se succèdent sans interruption; les premiers globules sont poussés plus avant, ils cheminent en frayant des routes nouvelles; la partie liquide du sang suit les voies qui lui sont tracées; d'autres globules arrivent, et se conduisent dans les vaisseaux de nouvelle formation de la même manière que les premiers globules à l'égard des *artéricelles;* de là résulte une ramification infinie. Les nombreux vaisseaux se rencontrent entre eux, ou rencontrent des vaisseaux semblables partis d'un autre point; ou, pour mieux dire, les globules, poussés dans des directions opposées, se rencontrent dans la sub-. stance amorphe, après avoir frayé des canaux que d'autres globules parcourent après eux. Si les globules, provenant de deux points différents, se rencontrent à angle très-aigu, rien ne met obstacle à ce qu'ils cheminent dans la même direction; si le courant est plus fort dans l'un des vaisseaux que dans l'autre, et que les globules se rencontrent sous un angle obtus, le courant le plus fort fait rétrograder le plus faible, ou l'entraîne avec lui et détermine sa nouvelle direction. Mais, avant que cette direction soit définitivement prise, on remarque dans la substance amorphe des courants oscillatoires, des tourbillons qui résultent de la décomposition de la force *à tergo* en un grand nombre de petites forces ou d'impulsions partielles que les globules reçoivent et qu'ils se communiquent mutuellement, avant qu'une direction définitive leur soit imprimée et qu'ils suivent des courants déterminés. On peut comparer cet état d'oscillation des globules à ce qui se passe lorsqu'une foule d'individus arrivent dans un carrefour par des routes différentes ; chacun, après s'être heurté à ses voisins sans pouvoir s'orienter et prendre une direction fixe et déterminée, se trouve entraîné dans la direction du plus grand nombre. Une fois le courant bien établi dans les vaisseaux de nouvelle formation, le frottement de la lymphe et des globules polit la surface interne des conduits, en condensant par la pression les couches les plus rapprochées de la matière plastique. Ne serait-il pas naturel de penser que le grand sympathique envoie, sur les parois vasculaires de nouvelle formation, quelques filaments de sa substance ? Ce mécanisme constituerait la prise de possession des vaisseaux nouveaux, et les rattacherait définitivement au système circulatoire général. Alors le vaisseau possède une organisation qui lui donne la propriété de réagir sur les globules, et de dégager de l'électricité sous l'influence du frottement ; en un mot, il vit et il développe, de toute l'étendue qui lui est propre, le champ de la circulation capillaire. Dans le cas où la capacité du vaisseau nouvellement formé ne peut admettre des globules rouges, il reste un vaisseau blanc; ce vaisseau n'est dans l'économie que le représentant du système vasculaire à sang blanc chez les animaux inférieurs; il forme l'*artéricelle* et il se nourrit par endosmose ou par imbibition. Le vaisseau ainsi formé est le dernier représentant du système vasculaire, il forme le *vasum vasorum* des *artérioloïdes* qui sont elles-mêmes les vaisseaux que les anciens anatomistes désignaient sous le nom de *vasa vasorum;* l'*artéricelle* fait partie intégrante des tissus les plus élémentaires, comme le tissu cellulaire, le tissu fibreux. Mais si une cause nouvelle d'inflammation vient développer, dans ce vaisseau, des phénomènes identiques à ceux qui ont eu lieu dans les *artérioloïdes* pour déterminer la formation des *artéricelles*, il pourra s'élever du rang d'*artéricelle* à celui d'*artérioloïde;* il passera de l'état de vaisseau blanc à l'état de vaisseau rouge.

Le mécanisme de la formation des vaisseaux me paraît offrir une analogie frappante avec le développement ou l'allongement des utricules primitives qui forment les vaisseaux dans les végétaux. Si la quantité de séve est diminuée d'une manière accidentelle, ou si la quantité de nourriture n'est plus suffisante, la végétation se ralentit ou s'arrête.

Un phénomène semblable a lieu chez les animaux. On sait combien la qualité et la quantité des aliments influent sur eux, pendant leur période de croissance et de développement, et à la suite des inflammations dont ils peuvent être atteints. Aussi, dans cette dernière circonstance, s'empresse-t-on de diminuer la quantité d'aliments, de prescrire la diète ou de pratiquer des émissions sanguines. Nul moyen thérapeutique ne peut, dans ce cas, remplacer la soustraction d'une quantité du liquide dont la surabondance, relative ou absolue, cause seule les désordres qui constituent l'inflammation.

Si nous résumons les phénomènes qui se développent dans le passage d'un tissu, de l'état sain à l'état morbide qui constitue l'inflammation, nous voyons trois ordres principaux de phénomènes se développer successivement et donner naissance à la congestion, à l'irritation et à l'inflammation.

Dans la congestion, le tissu congestionné est passif; il subit.

Dans l'irritation *sèche*, le tissu est congestionné; mais il est actif, il réagit.

Dans l'irritation *humide*, le tissu est congestionné; mais sa force de résistance est vaincue, les sécrétions sont augmentées et les épanchements se forment.

La suppuration doit être considérée comme un effet secondaire de l'inflammation; elle diffère des épanchements en ce que, dans ceux-ci, il y a seulement exagération de la porosité des tissus, par suite de leur ramollissement, et effort plus grand du sang sur les parois des vaisseaux, d'où résulte la filtration de la partie séreuse du sang; tandis que, dans la suppuration, il y a nécessairement destruction des tissus anciens et formation d'un produit nouveau.

Le vrai type de l'inflammation est l'inflammation adhésive, réparatrice ou de cicatrisation, qui ne donne d'autre produit que le suintement de la lymphe plastique. Dans ce cas, l'inflammation est un travail favorable à l'organisme, c'est un effort de la puissance de conservation ; mais l'inflammation devient, au contraire, un état anormal, une maladie, lorsqu'elle parcourt dans un tissu, les différentes périodes qui la caractérisent, comme accident de l'organisme et sans bénéfice pour lui.

Si un traitement convenable vient enrayer l'inflammation avant qu'elle n'ait atteint son entier développement, les symptômes, d'accélération de la circulation, de chaleur, de rougeur, disparaissent et le tissu reprend plus ou moins promptement son élasticité et tous ses caractères normaux.

Mais, si l'inflammation parcourt ses trois périodes d'une manière rapide et avec une puissance d'action très-vive, le tissu, après avoir réagi et épuisé sa force de réaction, après avoir été dominé et vaincu, se trouve, en quelque sorte, saturé par un excès de bioxyde et de tritoxyde de protéine; les vaisseaux capillaires sont gorgés de sang; les parois de ces vaisseaux sont distendues et ramollies, les filets nerveux sont irrités et le tissu cellulaire est macéré. L'organe, ainsi modifié par l'inflammation, cède au désordre qui résulte de ces différents états, et la décomposition s'empare des tissus, molécule à molécule pour former le pus, ou en masse pour former l'escarre.

La suppuration se charge encore d'éliminer l'escarre par le développement de son action moléculaire sur la ligne de démarcation des parties vivantes et des parties mortes.

La réaction du système nerveux sur le cœur active la congestion locale, de telle sorte que l'effet devient cause à son tour. Cette marche croît rapidement pour s'épuiser bientôt d'elle-même, après avoir produit les désordres les plus graves.

Ainsi, dans la congestion, le tissu est passif; il subit.

– Dans l'irritation *sèche,* le tissu est congestionné; mais il est actif, il réagit.

– Dans l'irritation *humide,* ou l'inflammation proprement dite, le tissu est congestionné; il est actif, il réagit; mais il est vaincu et il cède à la puissance de décomposition.

Après la saignée générale, l'un des moyens les plus puissants pour combattre l'inflammation, soit à l'état aigu, soit à l'état chronique, ainsi que la plupart des altérations morbides qui en résultent, est sans contredit la ventouse.

Nous allons donc examiner le mode d'action de cet agent thérapeutique.

SECONDE PARTIE.

ESSAI

SUR LE MODE D'ACTION

DES VENTOUSES.

Les maladies nerveuses ont fait de tout temps le tourment des individus qui en étaient affectés, et le désespoir des médecins qui avaient à les traiter.

Dès le début de ma carrière médicale, j'ai été atteint d'une névralgie frontale très-vive, qui, trop fréquemment, m'a mis dans la nécessité de m'occuper des affections nerveuses ; j'ai été frappé de la difficulté si généralement reconnue de guérir ces affections, et mon attention s'est fixée sur les phénomènes si variés et si complexes qui caractérisent ces maladies.

Plus tard, dans un travail spécial, je chercherai à jeter quelques lumières dans les ténèbres qui enveloppent encore la marche et le développement des affections nerveuses.

Pour le moment, je me borne à publier quel-

ques-uns des faits que j'ai observés, et à l'occasion desquels j'ai conçu l'espérance de pouvoir
désormais guérir certaines maladies nerveuses qui
jusqu'alors avaient semblé devoir être incurables ; je m'attacherai surtout à développer l'élément essentiel des traitements que j'ai prescrits,
et les indications qui leur ont servi de base.

Le point de départ des premiers résultats que
j'ai obtenus a été dû à l'application de ce pré-
cepte :

*Il faut combattre les maladies aiguës par des
moyens actifs et prompts, et les maladies chroniques par des moyens actifs et lents.*

. C'est-à-dire que l'action des modificateurs sur
les organes, doit toujours déterminer des phénomènes qui représentent, en sens inverse, la marche
de la maladie. Cette conviction formée, j'ai cherché en dehors des agents ordinairement employés
sans succès, comme cautère, moxa, vésicatoire, etc.,
quel serait le moyen qui s'adapterait le mieux, par
son mode d'action, au genre d'affection que je
voulais essayer de combattre.

J'ai fait choix de la ventouse, parce qu'elle m'a
paru réunir, à l'énergie et à la puissance du vésicatoire, la possibilité d'une action lente et continue.

La puissance de dérivation m'a fait considérer
la ventouse comme pouvant devenir un modifica-

teur énergique, susceptible d'être gradué à volonté dans son action et d'être appliqué, dans des circonstances très-variées, à des individus de tous les âges et de toutes les constitutions ; c'est à mes yeux le moyen le plus puissant pour combattre avec efficacité la congestion, l'irritation et l'inflammation du système nerveux, et le plus apte à exercer une heureuse influence sur les accidents consécutifs à ces trois lésions primordiales.

L'usage des ventouses paraît remonter à la plus haute antiquité ; suivant M. Guersent (1), « on « se servait anciennement en Égypte, et chez les « Hottentots, d'une simple corne de bœuf percée « à son sommet d'un trou par lequel on exerçait « la succion de l'air...; les ventouses sont en corne, « en métal ou en verre. Celles de métal ont été « abandonnées ; les ventouses de verre sont maintenant les seules en usage. »

M. Savardan qui, pendant de longues années, a étudié l'action des ventouses scarifiées, s'exprime ainsi (2) : « Les ventouses scarifiées, « souvent appliquées, peuvent guérir un grand « nombre de maladies chroniques graves, et même « réputées incurables...... Elles remplacent parfaitement et plus sûrement les sangsues, le

(1) Article VENTOUSE du *Dictionnaire de médecine.*
(2) *Mémoire sur l'action des ventouses scarifiées*, par M. Savardan.

« vésicatoire et le moxa, etc. » Je suis très-
convaincu de l'efficacité des ventouses scarifiées,
dans le traitement des maladies aiguës ; mais je
pense qu'elles ne peuvent agir à la manière du
vésicatoire et du moxa que lorsqu'elles sont appliquées sèches, selon le mode que je décrirai
plus loin. Je ne partage point l'opinion de M. le
docteur Savardan sur l'efficacité des ventouses
scarifiées, dont l'action est souvent renouvelée
dans le traitement des maladies chroniques, parce
que, dans un grand nombre de ces maladies, la
débilité est un des traits principaux de la physionomie des malades, et je ne crois pas que les
pertes de sang souvent répétées soient très-effi-
caces dans ces affections. Je considère aussi l'action
des ventouses scarifiées employées fréquemment,
ainsi que le conseille le même praticien ; comme
essentiellement nuisible dans le traitement des
maladies chroniques du système nerveux, à moins
d'indication toute spéciale, et alors je donne la
préférence à une saignée générale.

Je suis loin de partager l'opinion qu'émet M. Savardan dans le passage suivant (1) : « Les ven-
« touses sèches..... agissent comme les ventouses
« scarifiées, mais avec une énergie infiniment
« moindre, et ne peuvent être utilisées que

____

(1) Page 36.

« comme de précieux moyens préventifs et auxi-
« liaires. »

Il est évident que M. Savardan s'est particulièrement attaché à étudier l'action des ventouses
scarifiées, dont il a obtenu de très-bons résultats,
et desquelles nous dirons aussi quelques mots ;
mais ce praticien n'a point soupçonné la puissance d'action des ventouses sèches, *vésicantes*,
c'est-à-dire, appliquées assez longtemps pour
produire la vésication ; il n'a su tirer aucun
parti de la ventouse ainsi employée, comme on
peut le voir par le passage suivant (pages 34
et 35 de la même brochure) : « Après la scarifi-
« cation, on réapplique la ventouse, et on laisse
« cette fois dix à vingt minutes en place ; un sé-
« jour plus long produit souvent une vésication
« qui n'a pas de grands inconvénients, mais
« qu'il ne faut pas produire sans nécessité. »

Ainsi, M. Savardan considère la vésication
comme étant au moins inutile ; c'est cependant
à cette vésication, souvent produite, que nous
allons devoir la guérison de la plupart des maladies chroniques du système nerveux. Cette vésication, si promptement guérie et si facilement renouvelée, est le moyen *actif et lent* qui devient
un puissant modificateur, et qui forme la base de
la méthode de traitement que je publie aujour-
d'hui. La ventouse sèche n'exerce une action réel-

lement efficace, dans le traitement des maladies chroniques, que lorsqu'elle donne lieu à la formation de vésicules. Ainsi la puissance d'action des ventouses sèches, *vésicantes*, commence au moment même où M. Savardan conseille d'enlever les ventouses scarifiées *pour éviter de produire des vésications*.

Nous avons dit que les maladies aiguës nécessitaient des moyens de traitement *actifs et prompts*, aussi considérons-nous les ventouses scarifiées comme un des moyens les plus efficaces dans le traitement de la congestion, de l'irritation et de l'inflammation aiguës, tandis que nous donnons la préférence aux ventouses sèches, *vésicantes*, dans les mêmes affections à l'état chronique.

On peut donc, dans les circonstances où la saignée locale est spécialement indiquée, avoir recours à la ventouse scarifiée sans craindre les inconvénients qui peuvent résulter de la piqûre des sangsues.

Mais, outre la soustraction de sang qu'elle opère, la ventouse exerce un déplacement de liquide extrêmement important, non-seulement en congestionnant la peau englobée, mais encore les tissus environnants, comme le prouve le cercle radié que forme le sang en dehors de la ventouse. Le déplacement du liquide peut être assez considérable pour produire la syncope.

En général, la ventouse scarifiée procure un résultat beaucoup plus satisfaisant que les sangsues dans l'inflammation des tissus parenchymateux et des séreuses qui tapissent des parois résistantes.

Dans la pleurésie et la pneumonie, dans l'hépatite, etc., les ventouses scarifiées, appliquées en nombre variable suivant l'âge et la constitution, mais ordinairement au nombre de dix ou douze pour un adulte, produisent toujours un amendement remarquable.

A la Pitié, dans le service de M. Mailly, et plus tard, en ville, j'ai traité soixante-quatre pneumonies ou pleuropneumonies simples, et je n'ai perdu que deux malades; sur trois pneumonies doubles extrêmement graves, je n'ai perdu qu'un seul malade. Je ne fais point entrer en ligne de compte trois à quatre décès de phthisiques chez lesquels la pneumonie ou la pleurésie n'étaient plus des maladies franches et exemptes de complications.

Dans la plupart de ces cas, trois à quatre applications de dix à douze ventouses scarifiées étaient pratiquées à huit ou douze heures d'intervalle.

La première application était presque toujours précédée d'une forte saignée faite quelques heures avant; la dernière application était toujours suivie d'un vésicatoire et d'une purgation. En trois ou

six jours, le mal était vaincu, le malade entrait
en convalescence ; rarement la maladie se prolon-
geait au delà du dixième jour.

Des ventouses vésicantes.

Les ventouses sèches, dont nous avons surtout
à étudier l'action dans les maladies chroniques du
système nerveux, produisent sur la peau des résultats variés, suivant la manière dont elles sont appliquées.

Les conditions les plus favorables au développement des effets de la ventouse, dépendent quelquefois de la forme du verre ; ainsi le verre très-
renflé et dont l'ouverture est d'un tiers environ
moins large que le renflement, a une action
plus puissante ; il est important de choisir le
verre le plus léger possible, à bord épais et très-
régulier, et dont le diamètre est égal à celui d'une
pièce de 5 francs. Moins grandes, les ventouses
ont peu de puissance; plus grandes, au contraire, elles en ont beaucoup trop. Si les ventouses sont épaisses ou trop grandes, elles pè-
sent lourdement sur la partie, et elles sont mal
supportées.

Ces conditions sont d'autant plus essentielles à
observer, que le malade devra garder les ventouses

une demi-heure, trois quarts d'heure et jusqu'à une heure ; appliquées sur la poitrine, elles déterminent une gêne considérable, quelquefois une oppression qui pourrait devenir dangereuse ; dans les maladies du cœur, il faut en proscrire l'usage.

Le mode d'application que je préfère, consiste à tremper un morceau de papier dans de l'alcool, ou de l'éther lorsqu'on veut rendre l'action plus puissante, et à passer rapidement le papier enflammé dans le corps de la ventouse.

Au moment de son application, la ventouse sèche rend la partie turgescente, la peau se précipite dans le verre avec une force d'autant plus grande, que la raréfaction de l'air est plus parfaite et que le tissu cellulaire sous-cutané est plus épais et plus lâche ; la peau forme alors un relief qui se moule sur l'ouverture de la ventouse et sur son goulot, en laissant entre elle et le fond du verre un espace plus ou moins grand, suivant que la raréfaction est plus ou moins complète ; la peau se moule aussi sur la partie renflée du verre à la manière d'un champignon ; la pression, exercée sur le pédicule du champignon par la partie rétrécie du verre, favorise beaucoup l'action de la ventouse. La coloration de la peau varie suivant les régions et le degré de vitalité de la peau elle-même ; quelquefois cette membrane devient bleuâtre, mais le plus ordinairement elle est rosée ou d'un rouge vif; dans tous les cas, elle se recouvre d'un pointillé qui prend la couleur générale de la peau englobée. Ce pointillé qui donne à la peau l'aspect d'une fraise, d'une framboise ou d'une mûre, suivant la couleur d'ensemble, correspond aux follicules ou aux bulbes. Douze à quinze minutes après l'application du verre, la peau devient luisante, il semble qu'elle soit enduite d'une couche de vernis; elle paraît onctueuse, plus tard on la croirait humide. Si on enlève alors la ventouse, la peau s'affaisse en conservant un relief de 3 millimètres environ, circonscrit par une rainure déprimée de 1 millimètre. Le disque saillant que forme la peau est d'autant plus large que cette membrane s'élève davantage dans l'intérieur de la ventouse, aussi est-il toujours plus large que le périmètre du verre. La rainure reste pâle et décolorée pendant quelque temps, ce qui prouve le degré de pression exercée par le bord de la ventouse. La peau qui fait relief en dedans de la rainure présente l'aspect d'une ecchymose capillaire dont elle parcourra toutes les phases de décoloration.

Pendant la première demi-heure, les ventouses sont, en général, assez facilement supportées; elles ne font éprouver qu'un sentiment de gêne et de pesanteur ou de tiraillement. Le tiraillement est d'autant plus fort qu'elles sont placées plus près les unes des autres, et sur une région où la peau est plus tendue.

Si les ventouses sont très-rapprochées, le tiraillement est accompagné d'une sensation de brûlure qui rend très-pénible l'action prolongée de ce moyen ; il est donc nécessaire d'appliquer les ventouses à 5 ou 6 centimètres de distance l'une de l'autre, sauf à faire la seconde application dans les intervalles.

Si les ventouses restent appliquées au delà de trente-cinq minutes à trois quarts d'heure, la gêne se convertit en douleur; il se manifeste une sensation d'agacement général qui a son point de départ à la région sur laquelle la ventouse agit. Cet agacement augmente et il s'y joint bientôt de l'agitation et une sensation de démangeaison très-vive, autour du verre, à l'intérieur de la ventouse. Certaines personnes sont alors disposées aux crises nerveuses, à la syncope, mais il faut prévenir ces accidents en enlevant les verres. Après les trois premiers quarts d'heure, la peau est très-luisante, piquetée de rouge ; on remarque à sa surface de petits globules plus pâles que la peau, ressemblant à des gouttelettes de sueur; ces globules se forment sur plusieurs points de la peau, et quelques minutes suffisent pour leur faire prendre de plus larges dimensions ; alors on reconnaît une ampoule ou une vésicule semblable à celles qui sont produites par les cantharides. Le liquide, qui afflue sous l'épiderme soulevé, est transparent, incolore, puis teint d'une couleur citrine; il devient plus foncé à mesure que la vésicule augmente de volume.

Lorsque la peau a été colorée en violet dès le début, le liquide des vésicules est toujours sanguinolent; il le devient aussi quelquefois lorsque la vésicule atteint de grandes dimensions. Il se forme souvent dix à quinze vésicules sous le même verre; j'en ai compté jusqu'à soixante-cinq sur une surface égale à une pièce de 5 francs. Quand les vésicules sont nombreuses, elles se réunissent plusieurs entre elles pour former trois ou quatre ampoules de la grosseur de la moitié d'une noisette.

Si les vésicules sont discrètes, elles acquièrent plus promptement un volume considérable; et, dans certaines régions où la peau est fine et très-vasculaire, elles peuvent ne former qu'une seule ampoule qui occupe alors toute la largeur du verre. Souvent ces vésicules se rompent, et, en enlevant la ventouse, on trouve dans l'intérieur un liquide séreux ou séro-sanguinolent dont la quantité varie depuis quelques gouttes jusqu'à deux à trois cuillerées; c'est au soulèvement de l'épiderme et à sa séparation du réseau de Malpighi et des papilles cutanées, ainsi qu'à la déchirure qui s'opère au niveau des follicules, que sont dus les tiraillements, les picotements et les sensations de brûlure. Le tiraillement des poils produit une sensation d'agacement et de démangeaison qui réagit, quelquefois, des filets nerveux cutanés sur les centres nerveux et devient insupportable. Je ferai observer cependant, que cet agacement n'a rien de semblable à l'action du vésicatoire, car souvent le pouls ne varie pas d'une seule pulsation. Après une heure d'action des ventouses, il existe ordinairement des ampoules, mais il arrive aussi assez souvent qu'il ne s'en forme pas.

Il est à remarquer que plus les vésicules se forment promptement et plus on supporte les ventouses avec facilité. Les ventouses dans lesquelles les ampoules se forment difficilement, ou dans lesquelles il ne s'en forme point, agacent beaucoup et irritent assez souvent; quelquefois elles deviennent insupportables. Il n'est pas très-rare de voir des ampoules se former plusieurs heures après que les ventouses ont été enlevées.

En général, les femmes supportent les ventouses beaucoup mieux que les hommes, elles en sont moins agacées; les personnes grasses et lymphatiques s'en plaignent beaucoup moins que les personnes maigres et nerveuses. Les hommes nerveux, facilement irritables, ont beaucoup de peine à les conserver au delà de quarante-cinq minutes, pendant les premières applications; aussi ont-elles moins d'action sur eux que sur les personnes qui les gardent une heure et chez lesquelles les ampoules se forment avec facilité. J'ai vu un jeune homme de quinze ans, hydrocéphale, être pris de convulsions de la face et de la gorge, deux minutes après chaque application de deux ventouses, finir par s'habituer à leur action et parvenir à en garder quatorze pendant une heure, sans s'en plaindre trop vivement.

On voit quelquefois des vésicules paraître au bout de vingt minutes ou avant la première demiheure; le plus ordinairement elles se développent après le troisième quart d'heure et quelquefois les cinquante premières minutes. Dans d'autres cas, les cinq dernières minutes suffisent pour produire quelques ampoules. Enfin il arrive assez souvent qu'il ne s'en forme aucune. Dans ce dernier cas, les applications suivantes doivent avoir lieu sur les mêmes points de la peau.

On serait assez disposé à croire, *à priori*, que les ampoules se forment plus facilement chez les enfants ou les jeunes gens que chez les adultes; cependant il n'en est pas ainsi, l'inverse a lieu. Je crois pouvoir attribuer la difficulté de la formation des ampoules, chez les jeunes gens, à une disposition particulière de la peau; chez eux la peau est plus mince et plus transparente que chez les adultes ; les vaisseaux sous-cutanés la font paraître plus rosée , quoiqu'elle soit moins riche en vaisseaux capillaires.

Le développement de tous les organes essentiels à la vie exige, chez les jeunes gens, une affluence plus considérable de sang dans ces organes que dans ceux dont les fonctions sont moins importantes. Ce n'est qu'après l'entier développement de l'individu que la peau, qui jusqu'alors n'avait joué d'autre rôle que celui d'organe protecteur, commence à jouir d'une part plus large dans la répartition des liquides entre tous les organes, et que le développement de ses vaisseaux favorise la formation du tissu adipeux alvéolaire et sous-cutané.

Je crois être autorisé, par cette circonstance, à dire que la peau atteint seulement son dernier degré de développement et de vitalité lorsque la croissance est entièrement terminée, ainsi que le prouve d'ailleurs la différence que l'on trouve entre la peau des animaux aux différents âges de leur développement.

Ainsi la peau serait entre tous les organes celui qui atteindrait le dernier son développement complet.

J'ai longuement insisté sur la formation des ampoules parce qu'elles constituent le caractère essentiel qu'il faut obtenir de la ventouse, pour faire de cet agent un des modificateurs les plus puissants.

Dans le traitement des maladies chroniques du grand sympathique, de la moelle épinière, du pneumo-gastrique, dans les congestions cérébrales permanentes ou chroniques, les ventouses sont appliquées sur la colonne vertébrale, depuis la nuque jusqu'au sacrum : je les laisse ordinairement agir pendant une heure.

J'ai remarqué que le résultat que donnent les ventouses, après chaque application, est plus prononcé lorsque les verres sont appliqués sur les parties latérales du tronc, sur les épaules, à la partie supérieure du dos et sur les côtés, que lorsqu'ils sont appliqués sur la ligne moyenne et à la région lombaire.

Partout où la peau est épaisse et ses alvéoles fibreux très-développés, les ampoules se forment difficilement et elles sont plus petites ; là, au contraire, où le réseau vasculaire est très-développé, où la peau est fine et colorée, les ampoules atteignent les plus grandes dimensions.

Il est des individus chez lesquels, pour les raisons précédemment déduites, les ampoules se forment avec une extrême difficulté, et, chez eux, l'heure entière se passe quelquefois sans que la moindre trace de vésication se manifeste. Il en est ainsi chez les jeunes gens, comme je l'ai fait remarquer plus haut. Dans ce cas, il faut préparer la peau, augmenter sa vascularité en faisant de fréquentes applications. Après dix ou douze séances, il est rare que la peau ne devienne pas plus apte à subir la modification que l'on veut produire.

J'ai souvent observé que, après six semaines ou deux mois de traitement, pendant lesquels quinze ou vingt applications de ventouses avaient été faites, il se manifestait chez les personnes maigres un embonpoint relatif dans le dos et les régions environnantes ; cette circonstance prouve d'une manière évidente que la nutrition subit, dans ces régions, des modifications puissantes caractérisées par une vascularisation plus grande des tissus et une coloration rosée de la peau.

Dans la formation de l'ampoule par l'action des cantharides, la substance irritante agit directement sur les filets nerveux du grand sympathique et en détermine l'irritation ; il en résulte un resserrement des vaisseaux capillaires et un phénomène d'exosmose forcée. La partie la plus liquide du sang, le sérum, s'extravase et soulève l'épiderme pour former la phlyctène.

Dans la brûlure, la vésication se produit d'une manière différente. L'action de la chaleur raréfie la partie la plus fluide du sang ; la raréfaction ou

la force d'expansion rencontre du côté du cœur,
dans chaque ondée sanguine, une force qu'elle
ne peut surmonter ; elle exerce donc son action
du côté de la périphérie : une vapeur blanchâtre
se forme sous l'épiderme et le détache ; cette vapeur se condense et donne naissance à un liquide
séreux. Pendant cette opération, l'action du calorique crispe les parois des vaisseaux et les resserre. Ces vaisseaux n'admettent plus que des liquides blancs qui filtrent facilement à travers les
parois qui ont perdu leur force de cohésion par le
fait de la chaleur.

La vésication qui résulte de l'action de la ventouse diffère essentiellement ; cette action n'est
plus chimique comme dans le vésicatoire ; elle
n'est pas le résultat de la vaporisation de la sérosité du sang, comme dans la brûlure ; son action
est mécanique, elle résulte de la raréfaction des
liquides dans le tissu *englobé*. Les liquides tendent
à occuper le vide opéré, par l'action de la chaleur,
sur l'air contenu dans la ventouse, et dont la raréfaction détermine une attraction puissante sur
la peau et les tissus sous-jacents. La partie la plus
liquide du sang fait effort pour sortir des vaisseaux,
et aller occuper le vide ; il y a *exosmose* sous-cu-
tanée, soulèvement de l'épiderme par le liquide
extravasé et formation de l'ampoule.

Ainsi la raréfaction de la ventouse favorise l'expansion de la partie séreuse du sang ; ce liquide exerce une pression considérable sur les parois des vaisseaux qu'il distend ou qu'il rompt. Mais, comme la pression s'exerce sur l'ensemble des vaisseaux et des tissus, il y a engorgement ou dilatation forcée de ces vaisseaux et déchirure de quelques-uns ; le sang s'extravase, la partie la plus fluide filtre à travers les tuniques des vaisseaux capillaires et du tissu cellulaire de la peau, pour venir à la surface soulever l'épiderme et donner naissance aux ampoules ; la partie colorante du sang laissée à sec dans les mailles du tissu cellulaire, comme sur un filtre qu'elle n'a pu traverser, colore les tissus sous-jacents et donne lieu à l'ecchymose. Le tissu ecchymosé subit les différentes phases de décoloration, à mesure que l'absorption s'empare des globules rouges et qu'elle les rend plus rares dans la partie qui était primitivement le siége de l'épanchement.

Tels sont les principaux phénomènes que détermine sur la peau l'action prolongée des ventouses. Le déplacement considérable de sang qu'elles opèrent du centre à la périphérie, le dégorgement des organes centraux qui en résulte, la dilatation des vaisseaux capillaires cutanés qui s'opère aux dépens des vaisseaux centraux, le champ de la circulation augmenté sur une large surface périphérique et devenu normal, sont autant

de circonstances qui favorisent la guérison des maladies chroniques du système nerveux.

Les résultats directs de l'action des ventouses
suffisent pour indiquer combien ces moyens peuvent être efficaces dans une foule d'autres affections.

J'ai obtenu de très-bons effets des ventouses
vésicantes dans les engorgements chroniques des
poumons et du foie, mais surtout dans les cas d'a-
ménorrhée; dans cette dernière maladie, je conseille
de faire chaque jour une application de huit à dix
ventouses à la partie interne des cuisses, pendant
les huit jours qui précèdent l'époque présumée
des menstrues. L'armoise et les ferrugineux com-
plètent le traitement de l'affection chlorotique.

Sur dix-neuf malades atteints d'affections nerveuses, et qui ont été soumis à l'action des ventouses, six sont guéris, douze sont encore en traitement et en voie de guérison; deux malades,
après avoir obtenu du traitement un résultat satisfaisant, ont fait une rechute sous l'influence du
froid.

Sur ces dix-neuf malades, j'ai eu à traiter six
femmes et treize hommes ayant dépassé l'âge de
trente-cinq ans, et un jeune homme de dix-huit
ans.

Sur les six femmes, deux avaient une affection
de la moelle épinière, se traduisant par une para-

lysie incomplète du sentiment et du mouvement des membres supérieurs et inférieurs ; de plus, elles éprouvaient des accidents nombreux et variés qui constituent les affections dites nerveuses, et qui caractérisent les lésions du pneumo-gastrique et du grand sympathique.

La troisième malade éprouvait des douleurs au bas des reins, accompagnées d'une surexcitation très-vive des organes génitaux qui constituait chez elle un véritable satyriasis.

La quatrième malade avait des crises nerveuses dont le point de départ était à l'estomac; elles occasionnaient, dans cette région et dans le dos, une douleur *térébrante*. Il n'existait aucune grosseur ou tuméfaction, point de sensibilité au toucher en dehors des crises; mais, pendant les crises, vomissements fréquents, palpitations, oppressions, soif ardente, altération profonde de la face, pâleur cadavéreuse avec cyanose des lèvres, succédant à une coloration naturelle très-prononcée ; frissons, tremblement général.

La cinquième malade avait une paralysie des membres inférieurs ; la jambe gauche était tellement lourde qu'il était très-difficile à la malade de la soulever ; la marche était impossible.

La sixième malade avait, depuis vingt ans, une affection de la moelle épinière, dont le principal symptôme consistait en une chute subite sur les talons, un affaissement complet qui faisait dire à la malade qu'il lui semblait que la terre manquait sous elle ; souvent les chutes avaient lieu cinq ou six fois par jour, elles étaient plus fréquentes à l'approche des règles ; en moyenne, il y avait soixante-dix chutes par mois. Après trois mois de traitement, ce chiffre a été réduit à trois chutes dans deux mois. Le traitement ayant été suspendu pendant l'hiver, les chutes ont reparu presque aussi fréquemment sous l'influence du froid.

Parmi les treize malades (hommes) que j'ai soignés ou qui sont encore en traitement, six étaient atteints de paralysie des membres inférieurs à des degrés différents, depuis l'impossibilité absolue jusqu'à la simple difficulté de marcher, se traduisant par le traînement de l'une des deux jambes.

Deux malades avaient une paralysie incomplète de la sensibilité, accompagnée d'irrégularité ou de défaut de *coordination* dans les mouvements des membres supérieurs. Deux malades, dont la marche était rendue difficile par la paralysie de l'un des membres inférieurs, avaient également du tremblement dans l'avant-bras et la main du même côté ; un seul malade avait une paralysie complète de la sensibilité des mains et des pieds, avec paralysie incomplète des mouvements et absence totale de coordination.

Un autre malade était atteint d'un ramollissement des sixième, septième, huitième et neuvième
vertèbres dorsales, avec courbure à angle droit ;
abcès par congestion au-dessous du sternum ; ce
malade, paraplégique avant le traitement, commence à marcher avec des béquilles.

Cinq malades avaient des vertiges très-fré-
quents, se manifestant surtout sous l'influence
d'une simple lecture ou d'une excitation quelconque de l'un des organes des sens ; ces malades
éprouvaient une lassitude générale avec faiblesse
dans les membres inférieurs et difficulté de marcher.

Plus tard nous donnerons les observations détaillées de chacun de ces malades ; elles forme-
ront la seconde série ; nous les réunirons à celles
que nous publions aujourd'hui, dans un seul
corps de travail dans lequel nous étudierons l'influence des causes sur le développement de ces
maladies, et nous analyserons chacun des symptômes particuliers à ces différentes affections, afin
de remonter à l'organe primitivement affecté.

Nous renvoyons aussi à ce travail l'étude du
mode d'action de la ventouse sur les tissus nerveux atteints de maladies chroniques ; nous nous
bornerons aujourd'hui à publier une première série d'observations pour motiver les nombreux détails dans lesquels nous sommes entré à l'occasion

des ventouses vésicantes, et pour démontrer l'efficacité du traitement dont ces moyens forment la base.

Dans le traitement des maladies chroniques du système nerveux par les ventouses vésicantes, les ventouses sont appliquées le long de la colonne vertébrale sur deux lignes parallèles; on concentre l'action des ventouses sur les régions plus particulièrement affectées : au cou et à la tête dans les affections cérébrales; à la partie supérieure du dos et dans les régions précédentes pour agir sur les bras. On les applique à la région dorsale et lombaire pour agir plus spécialement sur la vessie, le rectum et les membres inférieurs.

Les applications sont faites tous les deux jours.

Dans les premières applications, j'emploie seulement six à huit ventouses, et j'en porte successivement le nombre jusqu'à douze, quatorze et seize.

Je laisse agir les ventouses pendant une demi-heure, puis trois quarts d'heure et enfin une heure.

Le traitement se divise en quatre périodes naturelles.

Dans la première période, qui dure trois semaines environ, la peau et le tissu cellulaire sous-cutané sont *vascularisés* par l'action des ventouses vésicantes. Le sang afflue avec abondance dans ces tissus et augmente le calibre des vaisseaux.

Dans la seconde période, qui s'étend de la fin du premier mois à la fin du second, l'action des ventouses se fait sentir dans les organes centraux ; la puissante dérivation exercée sur la peau dégage les vaisseaux capillaires des organes centraux. Pendant cette période, *les douleurs ou les altérations fonctionnelles, qui avaient accompagné le développement de la maladie, reparaissent*, et je considère leur retour comme un signe qui indique le dégorgement des vaisseaux et des organes congestionnés ou irrités.

Dans la troisième période, les vaisseaux sont entièrement dégorgés, la congestion ou l'irritation ont disparu, les épanchements sont résorbés, les symptômes de paralysie et du mouvement du sentiment, ou les signes des affections diverses du système nerveux cérébro-spinal et ganglionnaire, se dissipent ; les douleurs disparaissent, les fonctions intellectuelles ou organiques s'harmonisent. Le malade commence à jouir d'une santé meilleure et à recouvrer l'exercice des facultés affaiblies ou perdues.

La congestion cérébrale, aiguë ou chronique, disparaît avec facilité dans les deux premiers mois. La paralysie incomplète du mouvement qui peut en résulter, se dissipe dans le courant du second ou du troisième mois. La paralysie du sentiment est toujours plus rebelle.

Les différents symptômes d'affection cérébro-spinale ou ganglionnaire disparaissent, en général, d'autant plus facilement que la cause qui les a produits est moins active, que la maladie est moins grave et moins ancienne. Quatre à cinq mois suffisent ordinairement pour obtenir un résultat satisfaisant.

Les paralysies qui résultent d'épanchements sont lentes à guérir ; les paralysies rhumatismales guérissent aussi assez difficilement.

Le symptôme le plus grave et le plus persistant est le tremblement partiel ou général.

La guérison du tremblement ou du défaut de coordination des mouvements est plus difficile lorsqu'elle existe dans les membres supérieurs que dans les membres inférieurs.

Au commencement de chacune des deux dernières périodes, si l'action des ventouses paraît épuisée, je conseille l'application d'un vésicatoire volant ; j'agis d'ailleurs suivant les indications qui se présentent.

La quatrième période ou période de convalescence dure de quatre à six mois.

La guérison est complète; mais il reste à la consolider et à exercer les organes qui ont été privés, pendant plus ou moins longtemps, de la faculté d'exécuter leurs fonctions d'une manière normale.

Les moyens les plus efficaces consistent à

soustraire le malade au froid en lui faisant passer l'hiver dans le midi de la France ou en Italie. Je conseille alors des frictions au vin aromatique chargé de quinquina, les bains de feuilles de noyer, les bains de mer, afin de fortifier les tissus et de rendre les parois des vaisseaux plus aptes à résister aux causes de dilatation ou d'engorgement. Je fais porter à chaque malade un caleçon et un gilet de taffetas gommé ou de caoutchouc, par-dessus une flanelle légère.

La saison la plus favorable pour le traitement des maladies nerveuses chroniques est l'été pour les personnes qui peuvent aller passer l'hiver dans le midi, ou le printemps pour celles qui devront passer la période de convalescence dans les climats froids, car, à la fin de leur traitement, elles pourront espérer jouir de quelques mois de chaleur pendant leur convalescence.

PREMIÈRE SÉRIE.

—

PREMIÈRE OBSERVATION.

En 1837, madame P....., âgée de trente-deux ans, fait une chute et se fracture le péroné gauche. Cet accident est traité assez légèrement par la malade. Au bout d'un mois seulement, elle fait appeler un médecin. Le docteur P..... fait subir un traitement de six semaines, après lequel madame P..... part pour la campagne. Il existe de la chaleur et des fourmillements dans le membre ; on combat cet état par des bains de *foule* de chapelier, des bains de sang de bœuf, etc. ; la malade essaye chaque jour de marcher, et l'inflammation augmente. Le pied est violet, enflé, froid et presque insensible. Il y a impossibilité de remuer la jambe dans la position horizontale.

Deux ans plus tard, plusieurs médecins, entre autres le docteur R....., considèrent la maladie comme une névrose rhumatismale, et conseillent des applications émollientes, des fumigations aromatiques, des bandages. Plus tard, les sœurs de Saint-Thomas conseillent des cataplasmes de

11

sauge verte infusée dans du beurre fondu ; au bout de trois semaines, la malade éprouve un soulagement prononcé : la chaleur revient, l'enflure cesse ; mais la malade marche trop promptement, et les accidents reparaissent bientôt ; l'impossibilité de marcher contraint madame P... au repos. La santé générale s'affaiblit, les fonctions digestives se dérangent, les douleurs s'étendent de la jambe à la cuisse. Un nouveau médecin est appelé ; il traite la maladie comme une névralgie sciatique; il ordonne des bains de vapeurs aromatiques qui ne produisent aucun résultat.

En 1838, le docteur R..... considère la maladie comme *une crampe continue ;* il prescrit du vin de quinquina à l'intérieur, frictions sur la colonne vertébrale avec du vin de quinquina, résultat nul ; le docteur P..... conseille un bandage à l'aide duquel la malade marche, avec des béquilles, pendant six semaines, au bout desquelles elle fait une nouvelle rechute. L'enflure gagne la jambe droite qui devient tellement douloureuse que madame P..... ne peut plus se servir de ses béquilles. En 1840, les deux bras se paralysent et, pendant sept à huit mois, madame P..... ne peut se servir de ses membres ; on est obligé de la faire manger. Les bains, les frictions sont toujours employés. De 1841 à 1842, le mouvement revient dans les bras ; mais les jambes restent faibles et hors d'état de servir.

En 1842, madame P..... commençait à faire quelques pas, lorsqu'elle éprouve subitement une névralgie frontale dont elle avait déjà été atteinte. L'usage du sulfate de quinine surexcite le cerveau et l'estomac; des troubles dans la vue se font sentir ainsi que des contractions nerveuses involontaires dans les membres et le tronc. Bourdonnements dans les oreilles, bruits confus et extrêmement fatigants. Sensation dans l'estomac, comparée à un énorme boulet qui monte et qui descend. La bouche se contracte, l'œil devient fixe et douloureux dans ses mouvements. La malade conserve sa connaissance, mais elle se sent *comme des attaques de nerfs, internes,* avec le sentiment d'un besoin de repos qu'elle ne peut trouver. L'action de lever les mains produit un ébranlement qui force la malade à garder le lit. Madame P..... est poursuivie de la crainte de devenir folle. Le docteur M. S..... cherche à calmer le moral; il ordonne des bains; mais l'état d'anxiété de la malade augmente en entrant dans l'eau; il lui semble voir un précipice affreux; elle se tient cramponnée à la baignoire et veut en sortir de suite; la malade est dans une anxiété permanente; l'insomnie est complète; il y a impossibilité physique de se tenir debout. La *vue continuelle* de précipices et de trous profonds entretient l'anxiété; la malade éprouve une chaleur ardente à la tête pendant qu'elle est au lit. Il lui semble voir des éclairs, du sang, du feu, des bêtes fauves, des maisons renversées ; mille bruits se croisent dans son cerveau : elle entend des bruits de cascade, d'eau qui bout, de bois vert qui petille, de détonations de fusils, des bruits de cloches, des chants d'oiseaux et autres bruits qu'il lui serait impossible de qualifier, *n'étant pas dans la nature*. Il existe aussi un sentiment de tumulte intérieur, de soulèvement de l'estomac ; il semblait à la malade que sa tête s'aplatissait et rentrait entre ses épaules ; elle éprouve aussi une sensation de tiraillements de la tête en arrière et des soubresauts fréquents. Toutes ces aberrations des sensations et du mouvement se produisaient, successivement ou plusieurs ensemble, et quelquefois toutes apparaissaient en même temps ; alors elles étaient accompagnées de douleurs aux reins et aux flancs, qui déterminaient une sensation de contraction et de serrement. La tête et les membres étaient également douloureux ; dans ces circonstances, la lumière, les sons, les odeurs étaient insupportables ; l'accablement était tel que l'exercice de la parole devenait impossible. La lumière surtout et la chaleur ne pouvaient être supportées. Pendant l'hiver, la malade était obligée de laisser ses croisées ouvertes, et d'établir un courant d'air pour éviter une sensation très-pénible de suffocation ;

l'eau froide sur la tête paraissait la calmer un peu. L'application d'un vésicatoire au bras augmenta l'excitation du sens de l'odorat et des nerfs de la sensibilité générale ; l'éther exaltait entièrement la malade et troublait sa raison, au point qu'elle se sentait poussée à se jeter par la fenêtre pour fuir cette odeur. Il semblait à madame P..... qu'il existait en elle deux êtres opposés. *L'un pensant* et *l'autre agissant*, mais en sens inverse de la volonté du premier.

La vue d'une partie quelconque de son corps, des mains surtout, causait à madame P..... une souffrance morale extrêmement vive.

L'esprit de la malade *prenait en pitié* l'état du corps ; madame P..... était plus calme lorsqu'elle fermait les yeux. La mémoire était sensiblement affaiblie. Pendant trente-deux jours et trente-deux nuits, madame P..... a été entièrement privée de sommeil ; elle refusa tous les remèdes que son médecin lui prescrivit, à l'exception d'un lavement d'assa fœtida qui produisit un peu de calme. Madame P..... fut alors transportée à la campagne où elle éprouva un mieux sensible. Mais, dix jours après, à l'occasion de quelques pas que la malade voulut faire, tous les accidents nerveux reparurent ainsi que les perturbations des organes des sens, modifiées par le développement de bruits nouveaux, comme brisement de vitres, sifflements, coups de fouet, bruits de marteaux sur un coffre vide, etc. Lorsque le *bruit de détonation* se faisait entendre, il était suivi d'un tressaillement général. Dès ce moment, la malade ne put se tenir sur son séant, elle fut obligée de rester couchée dans une pièce obscure et éloignée de tout bruit. Dans cet état, qui dura quatorze mois, elle n'éprouvait qu'un seul désir, celui de satisfaire une faim incessante, mais les digestions étaient extrêmement pénibles. Madame P..... revint à Paris. A son retour, elle fit, pendant dix-huit mois, un traitement homœopathique, sans autre succès qu'une diminution de la photophobie.

En 1845, madame P... subit un traitement hydropathique; les douches sur la colonne vertébrale ne furent point supportées; les douches en arrosoir produisirent une irritation cérébrale nouvelle; les lotions froides déterminèrent seules un peu de bien-être.

Ce traitement fut suivi pendant plusieurs mois; il diminua l'excitation des organes des sens et du système nerveux central. Les crises devinrent moins fréquentes, mais elles se produisaient encore régulièrement chaque matin et duraient plusieurs heures : alors la malade entendait tout ce qui se passait autour d'elle sans pouvoir ouvrir les yeux ni faire le moindre mouvement; une sensation de froid se faisait sentir au siége et remontait jusqu'à la tête. Cette sensation était accompagnée d'un effroi et d'une anxiété qui duraient autant que la crise. Les crises disparaissaient après une forte transpiration qui faisait aussi cesser les douleurs de tête dont la malade avait beaucoup à souffrir. Les jambes restaient faibles après les crises, et la malade ne pouvait marcher sans béquilles. Depuis le traitement hydropathique, il arrivait cependant quelquefois que madame **P...** pouvait marcher sans secours étranger; mais cette possibilité n'a jamais duré plus de six semaines, après lesquelles la douleur le long de la colonne vertébrale contraignait madame **P...** à reprendre ses béquilles.

Le 1ᵉʳ juin 1847, je vis madame **P...** pour la première fois, et, après m'être assuré de l'existence d'une affection de la moelle allongée, du pneumo-gastrique et du grand sympathique, je conseillai : de faire des frictions sur la colonne vertébrale et les membres avec de la flanelle trempée dans du vin de quinquina aromatique, tisane et lavements de valériane, bains gélatineux, régime doux ; je prescrivis un traitement par les ventouses vésicantes appliquées le long de la colonne vertébrale.

Mais, sept jours après ma première visite, je remarquai que les crises reparaissaient d'une manière intermittente, et je fis administrer un lavement additionné de 50 centigr. de sulfate de quinine. Les accidents nerveux reparurent plusieurs heures après le lavement; ils durèrent toute la nuit et cessèrent à l'heure ordinaire des crises. L'état général resta le même, à l'exception des exacerbations intermittentes qui furent aggravées.

Le lendemain de l'administration du sulfate de quinine, madame P... éprouva une légère amélioration, mais les crises reparurent. Le sulfate de quinine ne fut plus administré; on continua seulement les applications de ventouses sur la colonne vertébrale et les frictions au vin de quinquina aromatique sur toute la surface du corps.

Trois semaines plus tard, après la dixième application de ventouses, la malade commença à marcher sans béquilles; insensiblement ses crises nerveuses s'affaiblirent, les bruits confus et fatigants, les mouvements tumultueux de l'estomac, le cauchemar éveillé (expression de la malade), qui faisait souffrir si cruellement madame P..., s'amoindrirent; l'excitation des organes des sens s'affaiblit, et tous les accidents nerveux disparurent après un traitement de trois mois, pendant lequel je fis quarante et une applications de ventouses, dont le plus grand nombre produisit une abondante vésication.

Je conseillai alors à la malade un voyage dans le midi. Le départ eut lieu le 10 août 1847. Il y

eut un peu de fatigue pendant les premiers jours;
bientôt les digestions se régularisèrent entièrement, les forces se développèrent avec rapidité,
et la malade put gravir à pied les montagnes les
plus élevées de l'Auvergne. Le voyage dura un
mois; madame P... rentra à Paris dans le courant
de septembre. Depuis cette époque, trois ans se
sont écoulés, la santé de madame P... est parfaite, et ses forces ont acquis le développement le
plus satisfaisant.

DEUXIÈME OBSERVATION.

(Journal de Mme L.....)

J'ai joui d'une bonne santé jusqu'à l'âge de vingt-
six ans; à l'époque du choléra, en 1832, j'éprouvai
les symptômes de cette maladie qui se manifesta
par un refroidissement général, suivi le lendemain
de coliques très-douloureuses sans résultats;
elles finirent au bout de quelques heures plutôt
qu'elles ne cédèrent aux remèdes administrés. A
dater de ce moment j'eus, de temps en temps, de
semblables douleurs, mais moins vives et moins
persistantes, et j'arrivai ainsi en 1834.

A cette époque, je fus prise de douleurs de matrice et de vessie, qui me donnaient constamment
de petits besoins avec irritation. Malgré que je
fusse à une période mensuelle on me mit, aux
cuisses, des sangsues à la suite desquelles je fus

prise de coliques affreuses qu'on appela une *né-vrose*, et qui durèrent huit heures sans que rien pût les calmer. Après cette application de sangsues, j'eus une espèce de perte qui, sans être considérable, amena cependant de gros caillots de sang. Comme il n'y avait que six semaines que j'avais eu les dernières règles, je n'eus pas l'idée de faire constater s'il y avait eu un commencement de grossesse. A la suite de cet accident, je fus pendant deux ou trois mois sous l'influence d'un tremblement général *intérieur* et d'une grande faiblesse.

Peu à peu je me remis assez bien de ce malaise pour reprendre ma vie ordinaire, aller dans le monde et danser pendant l'hiver de 1834-1835; mais vers la fin de cette saison j'éprouvais, dans l'intervalle des contredanses, un grand malaise ou des vertiges tels qu'il me semblait que le plancher s'entr'ouvrait sous mes pieds. Dès ce moment, je cessai d'aller en soirée; je continuai cependant ma vie ordinaire sans éprouver de souffrance, et je me fatiguai beaucoup pendant l'hiver de 1835-1836 pour donner à mon mari, sérieusement malade, les soins que réclamait son état.

Vers le milieu de 1836, j'eus, pendant trois mois, une interruption des règles, ce qui ne m'était jamais arrivé qu'à l'époque de mes deux grossesses précédentes. J'attribuai cette circonstance à une troisième grossesse ; mais tout à coup, après une course en voiture, les règles reparurent comme à l'ordinaire, sans occasionner ni douleurs ni pertes. A dater de ce moment, des vertiges me vinrent quand je me tenais debout, et, en outre, j'éprouvais des pesanteurs. Néanmoins je me livrai à des occupations pénibles pour soigner mes enfants et pour faire un déménagement d'Arras à Paris, où j'arrivai à la fin de 1836. Je consultai sur ma position, on me visita au toucher seulement et l'on m'assura qu'il n'y avait à la matrice qu'une légère irritation qui céderait facilement. On ne me prescrivit aucun régime ; je continuai donc ma vie ordinaire, marchant et me fatiguant beaucoup, sans prendre aucune espèce de précaution. Je fis de si longues courses dans Paris, qu'il me survint des hémorroïdes par lesquelles il s'échappait beaucoup de sang ; les vertiges augmentèrent.

En 1837, j'allai aux bains de mer qu'on m'avait conseillés ; mais je n'en retirai qu'une amélioration momentanée ; car à mon retour, aussitôt que je voulais faire une course, les vertiges me reprenaient de nouveau, et ma physionomie se décomposait entièrement.

En 1838, un des médecins de la province que j'habitais alors me visita au spéculum ; il trouva à la matrice un peu de gonflement et de légères excoriations qu'il cautérisa ; il m'ordonna de garder un repos absolu.

Quand les excoriations furent cicatrisées, ce médecin m'engagea à essayer de marcher ; mais cela ne me fut pas possible ; j'éprouvais des vertiges tels qu'il me semblait que j'allais me heurter contre tous les obstacles. Aussi n'osais-je pas sortir seule ; lorsque je pressais un peu le pas, j'éprouvais à la matrice comme l'effet d'une soupape qui s'ouvre et se ferme avec des battements. On m'appliqua alors de très-grands cautères au bas des reins, on me saigna plusieurs fois ; mais tout cela n'eut d'autre effet que de me faire souffrir et de m'affaiblir, sans améliorer ma position.

En 1839, je suis venu consulter à Paris, d'après l'avis du médecin de province. On m'a visitée au spéculum ; on a reconnu une légère antéversion de la matrice et l'on m'a conseillé d'avoir un pessaire de gomme, dont je devais faire usage en cas de besoin ; on me dit aussi que je n'avais presque rien, que le pessaire était seulement une précaution utile ; mais je continuai à ne pouvoir marcher. On me conseilla en même temps les bains de mer dont je fis usage pendant trois mois, pendant lesquels je pris une quarantaine de bains ; j'en retirai un peu plus de force ; mais, bientôt après, les bons effets disparurent comme la première fois.

Je passai l'hiver de 1839-1840 à Soissons sans sortir de ma chambre, et, comme j'étais fatiguée par des spasmes après chaque digestion, l'on me donna des pilules de bismuth. Je suivis un régime alimentaire peu nourrissant ; il en résulta une grande faiblesse et l'appauvrissement du sang. A cette époque, j'avais encore conservé un très-bon teint et un air de santé que je perdais aussitôt que je marchais, parce que ma figure se décomposait de suite et mes traits s'altéraient. Je revins à Paris, et me mis entre les mains d'un médecin réputé spécial pour les maladies des femmes. Il me donna pendant quatre mois des soins de tous les jours, cautérisa quelques excoriations, me fit porter des pessaires de toute espèce. Je pris un grand nombre de pilules ferrugineuses de Valette (dix par jour) pour me donner du ton. Au bout de quelque temps, les pilules donnèrent lieu à une si grande excitation des nerfs de l'estomac que j'étais prise, plusieurs fois par jour et même pendant la nuit, de besoins impérieux de manger. Je parvenais à calmer cet état en satisfaisant ce besoin sans avoir un véritable appétit. Le même médecin me conseilla aussi des pilules de seigle ergoté ; il me posa un cautère à la jambe et me fit faire des frictions sur les cuisses avec un liniment. Je retirai de toute cette médication une légère amélioration. Je retournai à Soissons et, ainsi que cela m'est toujours arrivé à l'époque de la mauvaise saison, je redevins à peu près aussi malade que je l'étais auparavant ; car je dois dire ici que je suis toujours mieux pendant l'été.

Au printemps de 1841, je revins consulter le même médecin pour faire constater mon état ; il me trouva à peu près telle que lorsqu'il me vit pour la première fois. Il me soumit, pendant quelque temps, à la même médication que l'année précédente ; mais bientôt, pensant que mon incapacité de marcher tenait à la moelle épinière, il m'appliqua le long de l'épine dorsale une série de moxas, qui formèrent une plaie continue à la suite de la pression produite par les lacets du corset. Ces plaies me mirent pendant six semaines dans l'impossibilité de me redresser. On avait l'intention d'appliquer d'autres moxas lorsque les premiers seraient guéris ; mais, comme je ne marchais pas plus qu'auparavant, on y renonça et l'on essaya des frictions électriques. J'en fis un très-petit nombre, parce que je sentais qu'elles me surexcitaient. Le médecin déclara alors qu'il ne connaissait plus rien à ma maladie, malgré l'étude consciencieuse qu'il en avait faite, et il m'engagea à aller à la campagne, ce que je fis. J'y passai trois mois et j'y éprouvai, comme aux bains de mer, une amélioration qui disparut encore avec la belle saison.

Pendant l'hiver qui suivit, je fus prise de tiraillements si pénibles, qu'il me semblait que mon ventre allait descendre à la pointe de mes pieds ; ma figure se décomposait brusquement; mais il me survenait des accès de désespoir si violents que je craignais que mon cerveau ne finît par s'affaiblir, tant était grande la surexcitation que je sentais en moi. Je me laissais d'autant plus facilement aller au désespoir que tous les médecins que j'avais consultés, ou qui m'avaient soignée, n'avaient pu découvrir, malgré toutes leurs recherches, la cause de mes maux.

Sur ces entrefaites, une dame, qui depuis dix-sept ans avait une descente de matrice fort compliquée contre laquelle les pessaires et les ceintures n'avaient rien pu, étant venue se faire traiter à Paris par madame L....., et ayant éprouvé de son traitement des résultats assez satisfaisants, je me décidai à essayer de la même médication, avec d'autant moins de répugnance que cette dame avait fait usage de ce moyen d'après les conseils de M. M..... Je vins donc, au printemps de 1842, m'installer à Paris et je commençai immédiatement ce traitement qui consistait en des frictions extérieures. J'éprouvai de suite dans la marche une amélioration très-sensible; au bout de trois mois je marchais déjà fort bien, eu égard à ce que je faisais auparavant. J'eus cependant un accident au mois de septembre ; madame L..... ayant voulu, malgré moi, me frictionner pendant les règles, j'eus froid et il en résulta un arrêt brusque qui occasionna une espèce de révolution dans tout mon individu. Cependant les règles revinrent aux époques ordinaires ; seulement, à partir de ce moment, je devins très-sensible au froid, ce qui n'avait pas lieu auparavant, et il m'arriva plusieurs fois, pendant l'hiver suivant, d'éprouver par l'effet du moindre refroidissement des suppressions de règles qui m'occasionnèrent toujours de violentes secousses.

Je cessai les frictions au mois d'octobre pour retourner chez moi, très-joyeuse de pouvoir faire tous les jours, sans fatigue, de petites promenades et d'avoir enfin trouvé un moyen de soulagement. Je me proposai de revenir à Paris au printemps de 1843 pour achever le traitement que madame L..... déclarait n'être pas tout à fait complet.

Là commence pour moi une époque fatale : madame L..... se servait, pour ses frictions, d'une pommade qu'elle employait aussi à l'intérieur pour toutes ses malades, excepté pour moi qui m'y étais constamment opposée ; mais cette dame m'ayant fait écrire à Soissons, où j'étais retournée, qu'il fallait nécessairement essayer de cette pommade, j'en introduisis gros comme une noisette,

et instantanément je fus prise d'un mal de cœur
intolérable qui fut suivi, au bout d'une heure
environ, de convulsions de matrice horribles. Je
fus dès lors excessivement ébranlée ; je ne pus plus
marcher, ni ouvrir un tiroir de commode, sans
éprouver de la fatigue, des tremblements et un
malaise très-grand.

Je vins à Paris au mois d'avril 1843, comme
je l'avais projeté, et je recommençai à me faire
frictionner ; à cette époque, ma voix, qui auparavant se voilait souvent, s'éteignit plus que jamais ;
on me fit craindre que ma poitrine ne devînt malade. Je fis appeler un médecin qui, après l'avoir
explorée avec soin, déclara qu'elle était très-saine,
et que la perte de la voix n'était que le résultat
d'un effet nerveux. Il reconnut en même temps
une descente très-prononcée de la matrice, et me
déclara que la médecine ordinaire ne pouvant
rien pour moi, il fallait continuer les frictions de
madame L..... Un mois environ après cette visite,
il me survint une rougeole dont l'éruption se fit
très-bien ; mais au bout du troisième jour, elle
rentra brusquement sous l'influence d'un courant
d'air, produit par l'ouverture simultanée et fortuite
d'une fenêtre et d'une porte donnant sur mon lit ;
il se déclara promptement une fièvre très-violente,
continue d'abord, intermittente ensuite, accompagnée de transports au cerveau et de saignements

du nez; on m'administra du sulfate de quinine à petites doses d'abord ; mais, comme il ne produisait
aucun effet, on en vint à de très-fortes doses, sans
obtenir de résultat; la fièvre augmentait , au lieu
de diminuer, chaque fois que j'en prenais. Aussitôt que la rougeole fut répercutée, j'éprouvai
de violents tiraillements des nerfs de l'estomac,
qui ne cessaient que lorsque je mangeais , ce que
j'étais forcée de faire malgré la fièvre. On reconnut enfin que cette fièvre était nerveuse et non
intermittente ; on cessa de m'administrer des remèdes, et l'on me dit qu'il fallait la laisser s'user
par le temps.

Cependant les accès de fièvre persistaient, et
j'éprouvais chaque jour un symptôme qui m'in-
quiétait vivement ; ce symptôme consistait en un
violent battement de cœur qui venait me frapper
comme un coup de marteau , et occasionnait, sur
la partie supérieure de la tête, une douleur telle
qu'on aurait dit qu'on m'arrachait la peau ; il en
résultait un grand trouble dans mes idées. Souvent je fis part de mes craintes au médecin, mais
il me répondait que c'était nerveux, et qu'il n'y
avait rien à y faire.

Désolée de cette alternative, et le médecin,
dans une conversation sur l'homœopathie, ayant
déclaré que, dans son opinion, cette médication
ne pouvait faire aucun mal, je cédai aux instances

de plusieurs de mes amies qui s'étaient fort bien trouvées de ce moyen, et j'en essayai. Je dois dire que, dans les trois premiers mois, j'en éprouvai de très-bons effets ; les douleurs de tête se calmèrent; mes idées cessèrent d'être confuses; la fièvre diminua considérablement, sans cesser tout à fait; je repris des forces et de l'embonpoint.

J'étais dans cet état lorsque, pendant que je mangeais, j'eus la malheureuse idée de m'étendre, de côté, sur mon lit pour saisir le cordon d'une sonnette; j'éprouvai instantanément une telle révolution dans tout mon être, que je crus que j'allais mourir. Je fus saisie de violents tremblements qui amenaient un soulèvement très-sensible du nombril, et j'éprouvai de forts battements dans l'estomac. A dater de ce moment, je n'ai plus pu ouvrir une porte ni me baisser pour ramasser quelque chose, sans éprouver de violentes secousses et un tremblement très-pénible pendant plusieurs heures. Ce tremblement ressemblait aux vibrations d'une corde mise en mouvement d'une manière instantanée. Dès lors j'ai dû supprimer le busc et les baleines de mon corset, parce que leur frottement m'occasionnait un malaise et un tremblement intolérables. J'étais tellement surexcitée par les objets extérieurs que le contact du doigt seul, sur une partie quelconque du corps, principalement sur le ventre, l'estomac et le dos, me faisait sauter en l'air, tandis que je pouvais supporter une forte pression. C'est à cette époque que je me suis aperçue pour la première fois que, pendant les digestions, mon estomac gonflait à tel point que j'étais obligée, après chaque repas, de me déshabiller et de desserrer tous les cordons de mes vêtements.

Je continuai le régime homœopathique. Je me calmai peu à peu, je recommençai à faire de petites promenades à pied, et à agir avec mes mains sans cependant pouvoir ouvrir une porte. Le médecin, pensant que la crainte seule me retenait, m'engagea à ouvrir et fermer les portes, à tirer un fauteuil, et à me baisser en sa présence, ce que je fis avec une extrême répugnance parce que j'étais convaincue qu'il m'en arriverait malheur ! En effet, je n'eus pas plutôt fait ce qu'on demandait que je fus prise d'un *tremblement intérieur* peu appréciable à l'extérieur, mais excessivement pénible. On essaya d'administrer des remèdes homœopathiques pour le calmer, mais pendant six semaines je pris ce médicament et le mal fit de tels progrès que je ne pouvais plus remuer aucune partie du corps, sans éprouver un tremblement général extrêmement fatigant.

On était obligé de couper le pain et les viandes qu'on me servait, et de m'habiller comme on aurait fait d'un enfant.

Je cessai alors de prendre ces remèdes qui me faisaient plus de mal qu'ils ne m'avaient fait de bien de prime abord. A dater de ce moment, je ne voulus plus suivre aucune médication. Je me bornai à prendre le lait d'ânesse, et peu à peu je me calmai encore une fois. A cette époque (mai 1844), je vins habiter l'école polytechnique. Pendant l'été de cette année, je ne me trouvai pas très-mal et, si je ne pouvais faire beaucoup de mouvements des bras, je faisais cependant de petites promenades dans les jardins. Il se passa alors un fait qui s'est reproduit à plusieurs époques de ma maladie et qui mérite d'être cité : pendant une promenade, me trouvant mieux disposée et voulant en profiter pour prendre un peu plus d'exercice, je fis trois fois le tour du jardin sans m'arrêter; mais, au bout du troisième tour, j'éprouvai comme un anéantissement, une espèce de syncope et un besoin invincible de m'asseoir. A partir de ce moment, les promenades ne me furent plus possibles, sans être obligée de m'asseoir tous les cinq ou six pas. Cependant j'allais et je venais dans mon appartement ; mais bientôt cette faculté me fut enlevée, parce que, en accompagnant une personne qui m'avait fait une visite, je restai quelques instants debout, pour attendre la fin de sa conversation. Je ne sais ce qui se passa en moi (j'étais à la veille d'une époque) ; mais je fus prise d'un tremblement intérieur si violent que, depuis ce jour, je n'ai pu rester une seconde debout sans marcher. Lorsque je m'arrêtais, j'éprouvais instantanément un tremblement tel que toute ma pauvre machine en était détraquée.

Après chaque station, j'éprouvais à la matrice des chaleurs considérables, des douleurs très-vives dans les cuisses, qui firent supposer que la matrice était fortement engorgée. Effectivement, un habile chirurgien reconnut qu'il y avait un très-fort gonflement qu'il fit disparaître entièrement, au moyen de cautérisations et de cataplasmes judicieusement employés.

Dès lors les douleurs des cuisses et de la matrice cessèrent tout à fait, mais je ne marchais pas mieux qu'auparavant et je ne pus pas davantage rester debout.

Comme chaque digestion continuait à être accompagnée d'un accès de fièvre, le médecin qui me voyait journellement me fit prendre des pilules de valériane dans lesquelles il ne fit entrer qu'une quantité très-minime de sulfate de quinine; néanmoins cette petite dose suffit pour irriter les nerfs de l'estomac et pour que, à dater de cette époque, il me soit impossible de porter mes mains sur ma tête sans éprouver dans l'estomac un malaise et un tremblement intolérables. Le sulfate de quinine exerçait une action si active

et si funeste sur moi, qu'employé en pommade
pour faire des frictions dans le creux de la main,
il me donnait un malaise général et me décomposait la figure ; enfin, pour donner un exemple de
l'effet que produisent sur moi, les remèdes les
plus innocents pour les autres malades, je dirai
qu'ayant pris un lavement avec une légère so-
lution de savon médicinal dans de l'eau pure,
j'éprouvai des douleurs tellement vives qu'il
en résulta un commencement de convulsions,
et je fus très-souffrante pendant vingt-quatre
heures.

Ma position ne s'améliorant pas malgré toutes
ces médications, on me conseilla d'aller en Alle-
magne prendre des eaux réputées salutaires pour
calmer les excitations nerveuses. Je marchais encore un peu lorsque j'allai aux bains et pendant
le premier mois du séjour que j'y fis ; mais, ayant
voulu gravir une hauteur en pente douce, d'environ 3 mètres, je fus prise d'un malaise général et
je fus obligée de rentrer chez moi pour me coucher. Pendant environ quinze jours, j'éprouvai
dans le bas-ventre des douleurs très-vives, d'une
nature particulière, que je n'avais jamais ressenties auparavant, mais qui ne sont pas revenues
depuis lors. Le médecin des eaux les attribua
à une irritation produite par les bains ; j'ai la
conviction qu'elles étaient dues uniquement à

l'effort que j'avais fait. Quand ces douleurs furent calmées, je pris des bains; mais, à partir de cette époque, je n'ai pu faire au delà de quinze pas sans être forcée de m'asseoir.

Je quittai Schlangenbad après avoir bu les eaux tous les matins pendant deux mois, et avoir pris vingt-cinq bains. Ce traitement eut pour effet de diminuer sensiblement le gonflement que j'éprouvais toujours à l'estomac, pendant l'acte de la digestion, et d'améliorer peut-être un peu le système nerveux. Mais au bout de très-peu de temps le gonflement redevint ce qu'il était auparavant et je perdis, peu à peu pendant l'hiver, l'amélioration que j'avais obtenue pendant la saison précédente, si bien qu'au mois de mars 1846, j'étais dans un grand état de faiblesse; je n'avais plus aucune énergie et j'éprouvais des maux de cœur fréquents. Vers cette époque, après avoir pris un lavement, sans avoir mis la ceinture que je portais habituellement, et avoir fait quelques efforts pour le rendre, je fus prise subitement d'un malaise général qui m'occasionna des souffrances inexplicables; elles se calmèrent au bout de quelque temps; mais, à dater de ce jour je fus obligée, lorsque j'étais assise, d'avoir les pieds appuyés sur un tabouret assez élevé; car, lorsqu'il m'arrivait de les poser à terre, je ressentais à l'estomac des tiraillements qui s'étendaient jusqu'aux yeux, et ma figure se décomposait brusquement.

Craignant que la matrice ne fût pour quelque chose dans ces désordres, je priai l'habile chirurgien qui m'avait déjà donné des soins de m'examiner ; il trouva cet organe dans l'état normal et me conseilla, de concert avec le médecin qui me voyait journellement, d'essayer un traitement hydropathique qui leur paraissait convenir à ma position. Je me décidai d'autant plus facilement à suivre leur avis, que le médecin des eaux de Schlangenbad me l'avait également conseillé.

J'allai donc m'installer aux Thernes en avril 1846 : là on m'administra le traitement avec beaucoup de prudence ; je me trouvai mieux pendant les trois premiers mois, j'avais plus d'appétit et plus de force. Je ne saurais dire si cette amélioration doit être attribuée au traitement lui-même ou à l'influence de la belle saison qui m'a toujours été plus favorable que l'hiver. Toutefois il est à présumer que, dès la fin du premier mois de mon séjour aux Thernes, les nerfs de l'estomac s'irritèrent, car, un jour étant restée assise sur un fauteuil environ une demi-minute sans avoir les pieds élevés sur un tabouret, j'éprouvai un grand désordre dans l'estomac, et j'en fus très-fatiguée pendant plusieurs heures. A partir de ce moment, je fus obligée de me servir

d'un tabouret plus élevé que le premier. Je continuai néanmoins le traitement; comme j'éprouvai de très-violents tiraillements dans le ventre,
le médecin de l'établissement me rassura en me
disant que c'étaient les anciennes douleurs qui se
renouvelaient pour disparaître ensuite complète-
ment; ce qui, selon lui, a toujours lieu dans cette
espèce de traitement et est regardé comme un in-
dice favorable.

Avant d'aller aux Thernes, je ne pouvais
passer d'une pièce dans une autre en laissant
les portes de mon appartement ouvertes, ou
celles d'une armoire entre-bâillées, sans éprouver immédiatement comme l'effet d'un coup au
cœur et, en quelque sorte, d'un arrêt brusque
dans la circulation du sang, accompagné d'un
malaise général. Je ne pouvais m'asseoir au grand
air, quelque chaleur qu'il fît, sans me mettre
en plein soleil; pour peu que je m'exposasse à
l'ombre, j'éprouvais tous les effets que je viens
de signaler. Il y eut sous ce dernier rapport un
tel changement dans ma position pendant mon
séjour aux Thernes, que j'étais obligée de cher-
cher l'ombre avec autant de soin que j'en mettais
à l'éviter auparavant. Le passage d'un appartement à un autre ainsi que l'ouverture des portes
me devinrent beaucoup moins pénibles; cette
amélioration persiste encore à présent, et je suis

plus forte qu'à mon arrivée dans l'établissement,
mais l'estomac est notablement plus irrité; je puis
moins agir avec les bras; je ne puis plus ni écrire
ni coudre sans éprouver un tremblement général;
je ne marche pas mieux qu'auparavant et je suis
forcée d'avoir constamment les jambes étendues,
parce que, aussitôt que je pose les pieds sur un
tabouret, j'éprouve des tiraillements accompagnés
d'un tremblement général. Je dois ajouter que
j'ai sensiblement maigri depuis quelques mois,
et que les digestions se font mal depuis cette
époque.

En résumé, voici quelle est ma position dans
ce moment :

Les règles viennent toujours régulièrement
sans trop de peine; elles sont aussi abondantes
qu'il y a quelques années; mais, depuis que j'ai
eu la rougeole, je suis forcée de garder le lit pendant ces époques afin d'éviter que le contact de
l'air ne les arrête brusquement. J'ai généralement
le sommeil bon, mais je ne puis pas me coucher
sur le côté gauche sans éprouver des cauchemars
très-pénibles. J'ai assez d'appétit, cependant je suis
forcée de le modérer, parce que, pendant et après
chaque digestion, j'éprouve un ballonnement général qui me donne des étouffements et qui me
fait bâiller pendant des heures entières. Les bâillements ne se dissipent que lorsque l'estomac et

les intestins sont débarrassés des gaz. Tout cela est supportable, mais ce qui ne l'est pas, c'est l'obligation d'avoir toujours les jambes tendues horizontalement, de manger dans cette position sans pouvoir m'approcher d'une table et de ne pouvoir faire aucun ouvrage des doigts. Si je fais quelques pas dans ma chambre, je n'éprouve aucune pesanteur, aucune douleur de matrice, en un mot, aucune des souffrances que j'avais en pareil cas dans cette partie du corps ; mais en revanche, je ressens à l'estomac, et par suite dans tout mon individu, une fatigue telle que je n'éprouve pas grand désir de marcher. En somme, ma position est des plus tristes ; car, avec la conviction qu'il n'y a rien de dangereux dans mon état, je passe néanmoins ma vie tout aussi misérablement que si j'étais paralysée.

Je dois encore mentionner que le moindre choc non-seulement contre ma personne, mais même contre le siége sur lequel je suis étendue, me répond directement à l'estomac, et me cause un ébranlement général pénible. L'objet le plus léger, posé sur mes genoux ou dans ma main, détermine des battements dans l'estomac. Ces battements cessent peu à peu comme les vibrations d'une corde tendue et mise en mouvement. Le même effet est produit par le poids d'un jupon ou d'une robe un peu lourde. Ces effets se généralisent si facilement sur toute ma machine, que la mâchoire elle-même devient toute tremblante. L'année dernière, à la suite de chaque digestion , ou même en passant d'une chambre dans une autre, j'éprouvais au bas des reins un froid glacial qui s'est transporté aux genoux et aux cuisses.

La difficulté de faire le moindre effort avec les mains est bien plus grande maintenant que l'année dernière : ainsi je ne puis rien couper avec des ciseaux, ni rien serrer avec les doigts, sans éprouver de suite un tremblement accompagné de *mal de cœur*.

Depuis longtemps, je suis sujette à un *papillotage* dans les yeux , qui se fait remarquer surtout à l'approche des règles, ou lorsque j'ai le système nerveux agité par quelque cause que ce soit.

Je ne dois pas oublier de dire que, il y a quelques années, c'était pendant les règles que je marchais le mieux, à tel point que je réservais pour ces époques les occupations qui devaient être pour moi un sujet de fatigue.

La nature de ma maladie ayant jusqu'à présent échappé à toutes les recherches, et les médications qu'on a employées ayant paru empirer mon état plutôt que l'améliorer, j'avoue que je redoute les remèdes, même les plus innocents.

A la fin du mois de février 1848, lorsque je

me confiai aux soins de M. le docteur B....., j'avais été abandonnée comme incurable par un *grand nombre* de médecins ; j'étais malade depuis quatorze ans, et mon état n'avait fait que s'aggraver pendant ce long espace de temps, malgré les médications diverses que j'avais subies sans interruption, comme bains de mer répétés, eaux d'Ems, de Schlangenbad, traitement homœopathique longtemps prolongé, frictions ordinaires, frictions électriques, moxas, traitement hydropathique ; on avait essayé de tout, et mis en œuvre toutes les ressources possibles. A cette époque, je pouvais à peine traverser ma chambre, et, avant de me décider à faire ce trajet, il fallait que tout obstacle qui pouvait ralentir ma marche fût soigneusement écarté, qu'un siége fût préparé à l'avance au point où je voulais me transporter ; alors je m'élançais avec rapidité, comme par un mouvement convulsif, et j'arrivais épuisée au but que je voulais atteindre. Le moindre temps d'arrêt dans ma course m'occasionnait pendant plusieurs heures, et quelquefois pendant plusieurs jours, un tremblement intérieur et des palpitations très-douloureuses qui se manifestaient à l'extérieur par une extrême pâleur et par une décomposition extraordinaire de mon visage. Je ne pouvais pas rester assise les jambes pendantes ; j'étais obligée de me tenir étendue sur un canapé ;

je ne pouvais pas coudre, ni écrire, ni tenir à la main un livre, ou tout autre objet si léger qu'il fût, tirer un cordon de sonnette, ouvrir une porte. La force ne me manquait pas pour ces divers exercices; mais la moindre tentative était suivie d'un ébranlement général, d'un tremblement intérieur, d'un malaise extrêmement pénible qui duraient souvent plusieurs jours, et se faisaient sentir particulièrement à l'estomac, au dos et à la matrice. Ces circonstances avaient toujours fait supposer, aux médecins qui m'ont donné des soins avant M. B....., que la matrice était le siége du mal; aussi est-ce sur cet organe qu'ils ont porté tous leurs soins; tandis que M. B....., après s'être assuré de l'état de cet organe, ne s'en est jamais occupé.

Tous les aliments qui m'étaient destinés devaient être entièrement froids; on les découpait ainsi que mon pain en petits morceaux et on me les servait, sur les genoux, dans une très-petite assiette aussi légère que possible; le verre, la cuiller et la fourchette dont je me servais devaient aussi être extrêmement légers. Je ne pouvais pas supporter de feu dans mon appartement même par les froids les plus rigoureux; je ne pouvais pénétrer sans inconvénient dans une chambre que lorsque le feu avait été éteint depuis quelque temps, et non-seulement j'étais obligée de me tenir le plus loin possible de la cheminée lorsqu'elle avait été chauffée, mais il fallait en outre l'entourer d'écrans formés de planches épaisses envèloppées de couvertures de laine en plusieurs doubles. La chaleur fournie par une lampe suffisait seule pour me causer du malaise, des serrements dans les tempes. L'ouverture de la porte de communication de ma chambre avec une chambre voisine, l'ouverture d'une armoire dans la pièce même où je me trouvais, m'occasionnaient des tremblements pénibles. La moindre odeur dans une pièce séparée par d'autres de celle où j'étais, parvenait jusqu'à moi, et me faisait éprouver un resserrement des tempes très-pénible; j'avais habituellement le ventre et l'estomac fortement ballonnés, et ce ballonnement devenait énorme à la suite de chaque repas, ou du plus petit effort. Une friction sur la peau suffisait pour produire ce résultat; j'éprouvais alors des bâillements incessants, des spasmes; je respirais péniblement, j'avais un accès de fièvre nerveuse qui se manifestait par de la chaleur à la peau et de la transpiration dans le creux des mains. Le poids de mes vêtements me fatiguait beaucoup; je les choisissais le plus légers possible, au risque d'avoir froid; les cordons de mes robes me gênaient extrêmement; ils m'étaient insupportables.

M. B..... a reconnu de prime abord la nature

de ma maladie, et, après m'avoir fait quelques visites, il m'a donné l'assurance d'une guérison prochaine. En effet, tous les symptômes que j'éprouvais ont cédé, peu à peu et successivement, sous l'influence du traitement que m'a administré M. B..... La marche s'est améliorée en premier lieu; après dix applications dont chacune était de douze ventouses, elle était beaucoup moins rapide, moins saccadée et moins convulsive. Après la vingtième application, j'étais assez maîtresse de mes mouvements, et j'ai pu descendre et remonter deux étages, sans éprouver de tremblement intérieur, je ne ressentais que de la fatigue. Après la quarante-cinquième application de ventouses, j'ai pu faire des excursions au dehors, mais au retour de ces courses, et le lendemain quand il fallait les recommencer, j'éprouvais de vives douleurs dans les jointures et à la plante des pieds, douleurs dont je me ressens encore quelquefois ; il me fallait apprendre de nouveau à marcher. Après la cinquantième application, environ, et trois mois et demi de traitement, je prenais pour le compléter des leçons d'équitation ; je trottais et je galopais dans un manége. Je dois mentionner qu'après chaque course, après chaque exercice un peu violent pour moi, on me faisait une application de ventouses qui avait toujours pour effet de calmer l'ébranlement que je pouvais éprouver, et de me *défatiguer*. La faculté de coudre m'est venue en même temps que celle de marcher ; je n'ai recouvré que plus tard celle de tirer le cordon d'une sonnette, d'ouvrir une porte ; la faculté d'écrire est venue ensuite, mais peu à peu et lentement. Le ballonnement a persisté beaucoup plus longtemps, et je n'en étais pas encore entièrement débarrassée, lorsqu'à la fin de 1848 le traitement a été interrompu par une circonstance qui aurait dû rendre mes souffrances plus cruelles que jamais, si je n'avais alors été radicalement guérie.

Depuis cette époque jusqu'à ce jour, j'ai cessé tout régime ; seulement j'ai fait faire quelquefois des applications de ventouses pour consolider ma guérison.

Je dois dire que la faculté de porter et de remuer des objets lourds et de faire de longues courses n'est venue que graduellement, et que ce n'est que de cette année (1850) que je puis le faire sans trop de fatigue.

En définitive, j'ai repris, sous tous les rapports, la vie commune ; seulement, comme je suis très-active, je me fatigue plus vite que si je n'avais jamais été malade ; mais je remarque que plus je m'éloigne de l'époque à laquelle a cessé le traitement, et plus l'amélioration devient sensible. Je ne doute pas que, par la suite, mes forces reviennent telles qu'elles étaient avant ma maladie.

Toutes les personnes qui m'ont vue dans le triste état où j'étais lorsque M. B..... a commencé à me donner des soins, et qui me voient maintenant, sont frappées du plus grand étonnement.

TROISIÈME OBSERVATION.

J'ai trente-quatre ans : jusqu'à dix-huit ans, j'ai joui d'une excellente santé. Après ma dix-huitième année, pendant un séjour en Angleterre, j'ai commencé à éprouver des douleurs d'entrailles que j'attribuais au changement de nourriture et aux intempéries de l'air. Ces douleurs me prenaient à peu près tous les deux mois et duraient ordinairement plusieurs heures. Le médecin me traitait pour des indigestions et, pour me garantir du climat brumeux du pays, il m'ordonna les gilets de flanelle que depuis cette époque je n'ai plus quittés.

A l'âge de vingt ans, revenu en France, ma santé n'en fut pas meilleure, et mon tempérament nerveux se développa de plus en plus. Je travaillais dans des bureaux de comptabilité et mes heures de loisir étaient employées à la chasse. Ma vie était réglée; je voyais des femmes assez rarement, et cependant mes douleurs d'entrailles reparaissaient tous les deux mois.

Depuis l'âge de vingt-trois ans jusqu'à l'âge de vingt-sept ans, je ne fus pas toujours aussi raisonnable et je me fatiguai beaucoup. Mes douleurs d'entrailles revinrent alors plus fréquentes, et le médecin continua à me traiter pour une irritation des intestins. Lorsque je ressentis les premières atteintes de douleurs dans les jambes et dans les pieds, le médecin pensa que c'étaient des rhumatismes contractés à la chasse ; il ordonna de frictionner les muscles avec de l'essence de térébenthine coupée d'eau. Ces frictions occasionnèrent des souffrances d'une autre nature, et, au bout de quelques heures, assez souvent le mal primitif disparaissait. Cependant les crises d'entrailles revinrent plus souvent que les douleurs dans les jambes et les pieds. Mon médecin me conseilla d'aller aux eaux de Plombières en août 1846. Après dix-huit bains, le docteur T..... me déclara que mon mal était purement nerveux ; il m'ordonna des potions calmantes avec l'acétate de morphine, qui coupait ordinairement les crises.

Après cette saison de bains, les douleurs dans les jambes et les pieds furent plus fréquentes que celles des entrailles, et pendant l'hiver plusieurs violentes crises m'obligèrent à prendre de fortes doses d'acétate de morphine. Les frictions et les remèdes calmants extérieurs étaient restés inefficaces.

Les médecins me conseillèrent d'aller prendre dès bains de mer, des bains d'eaux ferrugineuses, ou bien d'aller respirer l'air des hautes montagnes.

Au mois d'août 1845, j'allai à Spa; je me sentis soulagé pour quelque temps; mais, au retour, je fus pris d'une violente crise d'entrailles à Bruxelles. Je revins à Paris, où je fus pendant deux mois calme et bien portant, et je me mariai au mois d'octobre de la même année.

Je passai l'hiver en Alsace, où les douleurs des jambes et des pieds reparurent, et je ne ressentis plus de douleurs d'entrailles jusqu'en février 1848, à la suite de la vive contrariété que me causa la révolution. J'eus alors une crise terrible; mais elle fut la dernière que je ressentis dans les entrailles; le mal se porta sur les jambes et les pieds, et souvent sur l'extrémité inférieure de la colonne vertébrale.

J'habitai Enghien, puis Montmorency. Ce changement d'air me fit du bien, et pendant l'été de 1848 je souffris moins; à l'automne, les crises devinrent plus fréquentes. Le même médecin me posa alors un séton au cou, pensant que le mal était au cervelet; mais les crises reparurent de plus en plus fréquemment pendant l'hiver, et mes nerfs devinrent extrêmement irritables.

Au mois de mai 1849, je fis enlever le séton,

et au mois de juillet j'allai en Alsace prendre des bains ferrugineux ; je reçus quelques douches froides sur le dos. Les crises ne tardèrent pas à se multiplier et je les avais souvent deux et trois fois par semaine, malgré les fortes doses d'acétate de morphine que je prenais. Je consultai plusieurs médecins qui me conseillèrent des moxas, et qui m'engagèrent à passer l'hiver dans le midi de la France ou en Italie.

J'allai à Hyères vers la fin de septembre : là je fus soigné par le docteur A... Je n'avais pas ressenti de crises depuis le 12 septembre, et je ne fus point incommodé du voyage. Le 15 novembre, la première crise reparut à Hyères, et pendant tout le temps de mon séjour dans cette ville elles revinrent régulièrement chaque mois, malgré les vésicatoires volants que l'on me posa sur le dos pendant six semaines, et malgré de fortes doses de quinine. Le vent qui souffle souvent dans le Midi m'incommodait beaucoup. Les crises durèrent ainsi jusqu'à la fin d'avril, et je quittai Hyères plus malade que je n'y étais arrivé.

Je supportai bien le voyage et je ressentis une première crise le 27 avril.

Depuis trois ans, et surtout depuis que je fais usage de la morphine et du sulfate de quinine, je me sens affaibli ; la moindre fatigue par un temps chaud me fait éprouver une espèce de surdité qui

m'empêche de parler distinctement , et qui diminue quand je comprime avec les doigts les muscles
qui passent derrière l'oreille ; le repos seul dissipe
ces accidents.

Le 7 mai 1850 , j'ai commencé le traitement
suivant :

Douze ventouses vésicantes sont appliquées tous
les deux jours pendant une demi-heure, trois quarts
d'heure, puis une heure; bains gélatineux trois fois
par semaine , frictions au vin de quinquina aromatique (60 grammes de quinquina par litre de
liquide), tisane de valériane et de feuilles d'oran-
ger, matin et soir, avec une des pilules suivantes :

Poudre de valériane. . . 4 grammes.
— d'ambre gris. . .
Castoréum. . . . . ãã 2 grammes.
Sulfate de quinine. . .
Sirop de valériane. . . q. s.

Pour faire trente-six pilules.

L'excitation nerveuse a augmenté après les premières applications de ventouses , et j'ai souffert,
pendant deux nuits et un jour, une douleur aiguë
à la cuisse ; cette douleur s'est dissipée après le
deuxième bain de gélatine. Depuis lors l'irritation
a fait place à une grande faiblesse, dans les jambes
surtout.

Vendredi 24 mai. J'ai subi pendant une heure

la huitième application de ventouses, et j'ai ressenti une grande fatigue toute la journée. Les ventouses ont produit des ampoules nombreuses formées par un liquide jaune.

Samedi 25 mai. J'ai souffert pendant une partie de la nuit une douleur au pied, qui s'est dissipée vers le matin; je m'étais fatigué beaucoup en marchant, mais j'ai pris un bain qui m'a remis un peu.

Dimanche 26 mai. Pendant l'application qui a eu lieu ce matin, plusieurs ventouses ont tiré du sang, et j'ai été obligé de respirer du vinaigre pour ne pas tomber en faiblesse. J'ai été fatigué toute la journée. Vers sept heures du soir, j'ai ressenti dans les jambes des tiraillements qui se sont dissipés après m'être couché.

Lundi 27 mai. J'ai été moins fatigué que tous les jours derniers; le temps orageux ne m'a pas du tout impressionné, tandis qu'autrefois les orages me causaient un malaise général. J'ai dormi d'un sommeil profond toute la nuit.

Mardi 28 mai. Le bain que j'ai pris m'a encore fait passer une nuit un peu agitée; je me suis levé bien dispos, sans ressentir aucune faiblesse dans les jambes; mais, après l'application des ventouses, en voulant me lever pour m'habiller, les jambes m'ont manqué et je suis resté toute la journée dans un état de faiblesse et de somnolence très-marqué.

Je n'ai ressenti encore aucun symptôme de crise , quoique l'époque du 15 et la fin du mois aient toujours été les époques ordinaires des crises.

Les ventouses , après une heure d'application , ont produit un effet direct et immédiat sur les muscles des jambes et sur le cerveau ; il en est résulté une grande lassitude et de la prédisposition au sommeil pendant le jour. Les bains gélatineux me délassent ordinairement ; mais ils produisent une légère agitation qui provoque un peu de transpiration. Les fonctions digestives se font bien ; je ne ressens aucune irritation nerveuse.

Mercredi 29 mai. Grande faiblesse dans les jambes ; la nuit a été bonne. Vers deux heures après midi, j'ai ressenti dans la jambe droite des tiraillements qui n'ont cessé qu'après ma sortie du bain.

Jeudi 30 mai. J'ai éprouvé des tiraillements dans les jambes , mais ils se sont dissipés après m'être levé ; j'ai été moins fatigué qu'à l'ordinaire parce que je n'ai pas eu de ventouses.

Vendredi 31 mai (douzième application). J'ai encore souffert une partie de la nuit d'une douleur à la jambe ; l'opération de ce matin m'a de nouveau affaibli.

Samedi 1er juin. J'ai souffert pendant toute la nuit des élancements dans la jambe ; la douleur est augmentée et est devenue très-vive. Vers sept heures du matin j'ai pris quelques gouttes de laudanum ; entre neuf et dix heures j'ai pu me lever pour déjeuner. Le bain que j'ai pris de deux à quatre heures m'a calmé entièrement.

Dimanche 2 juin (treizième application). Après le bain d'hier je me suis couché et je n'ai ressenti aucune douleur. J'ai passé une très-bonne nuit et ce matin je me suis levé bien portant. Les ventouses ont été appliquées pendant trois quarts d'heure; ma tête s'est troublée et la faiblesse m'a repris, surtout dans les jambes. Trois heures après l'application des ventouses, la douleur dans la jambe a de nouveau reparu avec une certaine intensité; après trois heures de souffrances, j'ai pu arrêter le mal par une forte friction sur la partie souffrante, avec un mélange de vin aromatique, d'huile d'olive et de laudanum. Le lendemain à 7 heures, je me sens assez calme, mais toujours fatigué; j'attribue ces douleurs aux effets des ventouses; cependant je puis me tromper, parce que je traverse une époque critique.

Lundi 3 juin. J'ai passé une très-bonne nuit; j'ai été bien portant toute la journée et, comme à l'ordinaire, moins faible que les jours d'opération.

Mardi 4 juin (quatorzième opération). J'ai passé une bonne nuit et je me sentais fort à mon aise; mais cinq minutes après l'application des ventouses je suis tombé en faiblesse ; on a été obligé de me débarrasser des ventouses et de me porter sûr mon lit. J'ai rendu de la bile pendant la syncope. Après deux heures de repos, j'ai pu me lever et prendre avec plaisir du café au lait. J'ai eu la tête lourde toute la journée ; le soir après dîner j'étais entièrement remis. Dans le courant de la journée, j'ai ressenti une douleur au sacrum et un engourdissement très-prononcé des parties charnues voisines.

Mercredi 5 juin. J'ai passé une bonne nuit et j'ai été si bien disposé toute la journée, que j'ai pu faire une longue course à Montmorency sans être trop fatigué.

Jeudi 6 juin (quinzième opération). J'ai passé une nuit un peu agitée, j'ai mieux supporté les ventouses aujourd'hui que les jours derniers, et ne me suis pas senti aussi faible dans la journée qu'à l'ordinaire.

Vendredi 7 juin. J'ai passé une nuit très-calme, j'ai pris un bain et j'ai été plus fatigué cette après-midi que les deux jours précédents ; je sens le soir une petite douleur à la jambe.

Samedi 8 juin (seizième opération). J'ai été très-fatigué hier au soir et je me suis couché après six heures. La nuit a été très-bonne ; ce matin, j'ai supporté les ventouses qui ont donné des ampoules, mais point de sang ; je n'ai pas été trop affaibli; j'ai pu faire plusieurs courses dans la journée, le soir j'ai ressenti des douleurs dans la cuisse droite.

Dimanche 9 juin. Les douleurs que j'ai ressenties se sont dissipées hier au soir après les frictions de vin aromatique, d'huile et de laudanum; j'ai pris triple dose de tisane et quatre pilules; j'ai passé une bonne nuit. Aujourd'hui j'ai pu faire une partie de campagne; cependant je suis rentré fatigué, de la tête surtout.

Lundi 10 juin. J'ai passé une nuit très-agitée, toute la journée j'ai eu la tête lourde et point d'appétit (dix-septième opération).

Mardi 11 juin. J'ai passé une bonne nuit, mais après le bain j'ai été très-agité; aujourd'hui je me sens assez à l'aise, malgré le temps lourd.

Mercredi 12 juin (dix-huitième opération). La nuit a été très-bonne, j'ai été bien toute la journée et peu fatigué.

Jeudi 13 juin. J'ai passé une bonne nuit, j'ai été bien portant toute la journée. Je ne sens aucune irritation nerveuse ni aucun symptôme de crise, quoique je me trouve dans la principale époque critique depuis le 10 du mois.

Vendredi 14 juin (dix-neuvième opération). J'ai passé une nuit un peu agitée; j'ai pu faire mes courses dans la journée, sans ressentir beaucoup de fatigue.

Samedi 15 juin. La nuit a été très-bonne, j'ai pris un bain ce matin, j'ai été bien portant toute la journée.

Dimanche 16 juin. La nuit et la journée ont été très-bonnes.

Lundi 17 juin (vingtième opération). J'ai passé une bonne nuit; j'ai gardé les ventouses une heure entière sans peine, mais deux seulement ont formé des cloches; je me suis senti passablement fatigué dans la journée. Vers le soir j'ai ressenti dans le pied droit des tiraillements qui se sont dissipés après une friction avec du vin et du laudanum.

Mardi 18 juin. J'ai passé une très-bonne nuit, et j'ai été bien portant toute la journée. En général, je sens mes forces revenir peu à peu.

Mercredi 19 juin. A peine étais-je couché hier au soir, que j'ai senti une douleur dans la cuisse gauche; je me suis frictionné avec le liniment prescrit, mais la douleur, qui du reste n'était pas forte, ne s'est dissipée qu'après minuit; le reste de la nuit j'ai bien dormi et je me suis levé ce matin assez bien portant pour faire une partie de campagne; je rentre très-fatigué et je me couche de bonne heure.

Jeudi 20 juin. J'ai passé une bonne nuit; plusieurs ventouses ont très-bien agi. Après l'opération je n'ai pas été plus fatigué des jambes que les jours derniers, mais j'ai éprouvé de la somnolence toute la journée.

Vendredi 21 juin (vingt et unième opération). J'ai passé une nuit calme, mais je me suis éveillé avec un léger mal de tête et un peu de coliques; j'ai pris un bain entre huit et dix heures du matin, puis j'ai déjeuné sans appétit. Jusqu'à quatre heures du soir j'ai été mal à l'aise; une dizaine de gouttes de laudanum dans un verre d'eau sucrée m'ont calmé; je crois avoir l'estomac un peu fatigué.

Samedi 22 juin (vingt-deuxième opération). La nuit a été bonne; il paraît que les lavements de valériane ont contribué à me donner les petites coliques que j'ai ressenties, et le médecin m'a ordonné de ne plus en prendre de quelque temps. Les ventouses n'ont pas agi beaucoup; j'ai été assez fort pour faire une petite excursion à la campàgne, je suis rentré avec un grand mal de tête.

Dimanche 23 juin. Mon mal de tête d'hier au soir s'est dissipé pendant mon sommeil, j'ai passé une bonne nuit; j'ai pris un grand bain le matin; j'ai été bien portant toute la journée. Cependant, après le dîner, j'ai ressenti une grande fatigue dans la tête et des tiraillements dans les jambes, qui se sont dissipés après une friction au vin aromatique.

Lundi 24 juin (vingt-troisième opération). J'ai passé une bonne nuit ; je n'ai pas bien supporté les ventouses qui du reste ont peu agi ; je me sens à mon aise, malgré la grande chaleur.

Mardi 25 juin. J'ai passé une bonne nuit ; j'ai pris mon bain à huit heures ; j'ai été bien portant toute la journée.

Mercredi 26 juin (vingt-quatrième opération). La nuit a été bonne ; les ventouses m'ont fait souffrir beaucoup, et j'ai été obligé de les faire enlever après quarante minutes. J'ai été bien portant toute la journée ; mais, vers six heures, j'ai ressenti des douleurs aiguës au pied et sous le bras droit ; elles ne m'ont pas quitté jusqu'à dix heures du soir. J'attribue ces douleurs aux effets de l'électricité dont l'atmosphère est chargée, car elles ont commencé et fini avec l'orage qui a duré quelques heures.

Jeudi 27 juin. Je me suis endormi vers minuit, et j'ai bien passé le reste de la nuit ; j'avais été bien portant toute la journée.

Vendredi 28 juin (vingt-cinquième opération). La nuit a été bonne, les ventouses ont bien agi, sans trop me fatiguer.

Samedi 29 juin. J'ai bien passé la nuit ; le matin j'ai pris un bain de deux heures, et, comme le temps était rafraîchi, j'ai été fort à l'aise pendant la journée.

Dimanche 30 juin (vingt-sixième opération). J'ai très-bien passé la nuit; pendant l'application des ventouses, deux seulement ont formé des cloches au bout de quarante minutes; j'ai gardé les dix autres ventouses pendant une heure sans résultat.

Autrefois je ressentais, avec la moindre fatigue pendant un temps très-chaud, une espèce de surdité très-désagréable; depuis le commencement du traitement je n'ai plus rien éprouvé de semblable, même pendant les journées les plus chaudes.

Lundi 1er juillet. La nuit a été bonne; j'ai été très-bien portant toute la journée.

Mardi 2 juillet (vingt-septième opération). La nuit a été assez bonne; j'ai été bien portant pendant toute la journée; les ventouses ont mieux agi que les jours précédents.

Mercredi 3 juillet. J'ai bien passé la nuit, mais à quatre heures du matin, je me suis réveillé avec une douleur sous le genou gauche, qui s'est dissipée d'elle-même au bout d'une heure; je ne l'ai plus ressentie pendant toute la journée.

Jeudi 4 juillet (vingt-huitième opération). Nuit très-bonne; les ventouses n'ont pas bien agi; j'ai pris un grand bain de deux heures.

Vendredi 5 juillet. J'ai eu les nerfs extrêmement irrités hier au soir par le bruit qu'ont fait des ouvriers; j'ai assez bien dormi jusqu'à quatre heures du matin, heure à laquelle je me suis réveillé avec une douleur aiguë à la partie interne de la cuisse gauche. Malgré les frictions aromatiques, cette douleur n'a pas diminué d'intensité avant neuf heures, j'en ai même conservé des traces toute la journée. J'ai éprouvé un malaise général que j'attribue à diverses contrariétés que j'ai eues à supporter depuis le commencement de la semaine. Le bruit que l'on a fait dans la maison pour emballer et clouer des caisses m'irrite considérablement.

Samedi 6 juillet (vingt-neuvième opération). J'étais entièrement remis de mon indisposition hier au soir après le dîner ; j'ai passé une bonne nuit ; les ventouses ont assez bien agi ce matin, quoique je n'aie pu les conserver que quarante minutes. J'ai été bien portant toute la journée.

Dimanche 7 juillet. J'ai passé une nuit un peu agitée ; ce matin j'ai pris un bain ; la journée a été bonne.

Lundi 8 juillet (trentième opération). La nuit a été très-bonne ; les ventouses ont, en général, agi assez faiblement ; j'ai été bien portant toute la journée.

Mardi 9 juillet. J'ai eu une bonne nuit, et la journée aussi a été excellente.

Mercredi 10 juillet (trente et unième opération). J'ai passé une bonne nuit ; j'ai conservé les ventouses pendant cinquante-cinq minutes, et cependant deux seulement ont agi efficacement. J'ai été très-bien portant toute la journée ; c'est aujourd'hui le premier jour d'une époque critique.

Jeudi 11 juillet. J'ai passé une très-bonne nuit ; j'ai pris un bain de deux heures ce matin. J'ai été bien portant toute la journée, quoique j'aie éprouvé une grande sensibilité à la tête.

Vendredi 12 juillet (trente-deuxième opération). J'ai passé une nuit un peu agitée ; les ventouses m'ont fait souffrir plus qu'à l'ordinaire, et cependant elles n'ont pas agi efficacement. J'ai beaucoup couru dans la journée sans me fatiguer, et sans ressentir la moindre trace de douleur, malgré l'époque critique que je traverse.

Samedi 13 juillet. J'ai passé une bonne nuit et une excellente journée.

Dimanche 14 juillet. Je suis rentré hier au soir de la campagne à onze heures, un peu fatigué ; la nuit a été un peu agitée ; et ce matin de bonne heure, je me suis réveillé avec des tiraillements dans les jambes, mais cela s'est dissipé peu de temps après, et j'ai passé une bonne journée ; j'ai pris un bain de deux heures.

Pendant les six mois que j'ai passés dans le midi de la France, du 1er octobre au mois d'avril 1850, j'ai éprouvé, excepté en octobre, une crise nerveuse chaque mois, et, si j'en ai été préservé pendant ce seul mois, c'est que j'avais souffert pendant six jours consécutifs (du 12 au 20 septembre) avant de partir pour Hyères, et que les distractions du voyage m'avaient entretenu dans un bien-être factice de quelques semaines.

La première crise a éclaté vers le 15 novembre, pendant un temps très-orageux; celles des trois mois suivants ont paru du 10 au 15 de chaque mois; celle du mois de mars a été retardée par l'usage que je faisais du sulfate de quinine, elle n'a paru que le 31 ; enfin la crise d'avril, la dernière qui ait été sérieuse, a éclaté le 27 avril, cinq jours après mon retour à Paris. L'approche des crises s'annonçait ordinairement par un abattement général, de la tristesse, la décomposition des traits, le regard effaré. Les crises se déclaraient le plus souvent la nuit ; je me réveillais en sursaut avec une douleur insupportable qui se fixait soit au sacrum, soit dans une partie des jambes ou des pieds. La douleur ressemblait à des crampes ; des contractions musculaires intermittentes, des attaques de nerfs en résultaient. J'avais la respiration oppressée, je râlais comme un moribond, je pouvais à peine prononcer quelques mots intelligibles, je jetais des cris perçants et enfin je finissais par me tordre dans des convulsions qui ne s'apaisaient qu'à force d'acétate de morphine.

Pendant les dernières crises, on fut obligé de m'administrer 4 grains de morphine en douze heures. La crise calmée, je tombais dans un épuisement que l'usage du narcotique rendait du reste très-agréable ; mais je ne dormais pas et la crise reparaissait le lendemain à la même heure, quelquefois le surlendemain. Alors il fallait recommencer à prendre des pilules de morphine. Une fois les crises passées, j'avais à supporter pendant plusieurs jours les inconvénients qui résultaient de l'usage de l'acétate de morphine : j'avais des constipations opiniâtres, de la difficulté à uriner, une absence totale d'appétit, des vertiges, de l'engourdissement des jambes, des parties sexuelles et charnues, et enfin de l'affaiblissement des facultés mentales. Je sentais le danger et je prévoyais toutes les suites de mon empoisonnement graduel ; mais nul autre remède que la morphine ne pouvait calmer mes horribles souffrances ; toute espèce de frictions et de dérivatifs ordinaires avaient été inutilement employés et ne faisaient que m'irriter davantage. Je revins à Paris dans un état pitoyable, mais non pas désespéré, car M. B....., que j'avais consulté à Hyères, m'avait fait espérer une guérison complète après trois ou quatre mois d'un traitement spécial. J'ai commencé ce traitement le 27 mai dernier, et le journal, que j'ai tenu très-exactement depuis, indique l'amélioration progressive que j'ai ressentie jusqu'à ce jour. Enfin, depuis le commencement de ce mois, non-seulement je sens mes forces viriles revenir rapidement, mais les époques des crises (du 10 au 20) se sont passées sans aucune manifestation nouvelle de la maladie.

Je mange avec appétit, et les fonctions digestives se font bien ; je supporte la fatigue ; les facultés mentales reviennent aussi à leur état normal ; enfin mon état est complétement changé et annonce la santé.

QUATRIÈME OBSERVATION.

Dans mon enfance, à sept ou huit ans, pendant une épidémie de petite vérole, on me fit vacciner ; mais la petite vérole se déclara le lendemain, et le vaccin ne prit pas.

J'ai beaucoup travaillé dans ma jeunesse ; j'ai commencé à faire la guerre en 1809. A l'âge de vingt ans j'ai été atteint, sur les bords du Danube, d'une fièvre assez violente qui n'a pas été de longue durée. A l'âge de vingt-quatre à vingt-cinq ans, j'ai souffert de la poitrine, on m'a conseillé de porter des gilets de flanelle. Plus tard, j'ai pris le lait de chèvre et je ne me suis pas senti le moindre mal de poitrine depuis plus de vingt-cinq ans. J'ai été en Algérie en 1839; j'y étais cité pour mon excellente santé qui me faisait supporter toutes les fatigues. A la fin de 1839, j'ai éprouvé un accident : mon cheval est tombé avec moi dans un ravin, d'où j'ai été retiré sans connaissance. On m'a saigné et mis sur la tête des vessies pleines d'eau froide. J'ai été promptement remis sur pied; deux jours après j'ai été reconduit en voiture à Alger et je ne me suis pas ressenti de cet accident. J'ai continué à être infatigable ; je ne le mentionne que parce que des médecins ont considéré mon activité comme étant l'origine de ma maladie.

Antérieurement j'avais eu deux fois des crises nerveuses. En 1833, je crois, en voulant prendre un de mes enfants dans mes bras je suis tombé et on a dû me mettre au lit. En 1837, le surlendemain de l'émeute de la Rochelle, j'ai fait une nouvelle chute dans la rue et à quelques pas de chez moi ; on m'a transporté et fait des frictions d'eau-de-vie camphrée. Plus tard, j'ai éprouvé quelques maux de nerfs légers auxquels je ne fis pas attention. C'est au mois de novembre 1842 qu'a commencé ma maladie actuelle.

J'avais été très-affecté de la mort du duc d'Orléans à qui j'étais attaché. Fatigué à la chambre par la loi de régence et autres, je partis pour faire une inspection et visiter Belfort. J'étais très-pressé et plusieurs fois je sentis de la peine à marcher, mais je n'en voyageais pas moins presque toutes les nuits pour travailler pendant le jour. En revenant à Paris, je fus pris à Châlons de douleurs tellement vives que j'eus beaucoup de peine à remonter en voiture. Le lendemain, en voulant me lever j'eus une nouvelle crise; on fit venir un médecin et on voulut me faire prendre un bain que je ne pus supporter.

Je me couchai sur un matelas et j'y restai quarante-trois jours dans les souffrances les plus horribles; pendant ce laps de temps, on ne put me changer qu'une seule fois en me couchant sur un autre matelas. On me saigna, on me mit des sangsues, force ventouses scarifiées; on me fit des frictions sur la colonne vertébrale avec beaucoup de drogues, principalement avec l'onguent mercuriel qu'on employa avec ménagement, ainsi que la morphine.

On plaça plusieurs fois aux genoux et aux cuisses des vésicatoires, pour appliquer ensuite sur cette surface des onguents qui devaient avoir plus d'action. On avait dès les premiers jours consulté à Paris M. le docteur G..... et M. le docteur C....., qui avaient prescrit ce traitement. J'étais alors si faible et si impressionnable que je ne pouvais faire le plus petit mouvement. Les deux domestiques qui couchaient dans ma chambre me frictionnaient à tour de rôle lorsque les crises me prenaient. Je ne permettais à personne d'approcher de mon matelas ; mes enfants eux-mêmes ne pouvaient venir près de moi, excepté pendant certains moments moins douloureux. L'appétit se maintenait et on était souvent obligé de me porter la nourriture à la bouche ; les fonctions digestives se faisaient, mais je ne pouvais bouger.

Enfin, après cette longue période, je suis parvenu à me placer sur un fauteuil, et, petit à petit, je me redressai et fis quelques pas. On me permit d'aller en voiture, jusqu'au moment où je pus partir pour Paris dans ma voiture de poste.

Le voyage se passa mieux que je ne l'espérais. Arrivé à Paris, je vis MM. G..... et C....., qui, me trouvant mieux, me conseillèrent de me ménager. J'allai à la chambre et au comité de fortifications, dans les salons et au château ; je dinais dehors, mais j'étais toujours obligé de me faire suivre par un domestique.

Après la session, je partis pour les eaux de Néris qui me firent du bien. Je faisais de longues promenades ; plus tard, je pus faire une inspection et finir la saison de 1842 à mon château où je fis exécuter des travaux que je surveillai, mais avec un peu de peine il est vrai. Je revins à Paris à la fin de novembre.

En 1843, l'hiver se passa assez bien ; je pus

assister aux séances de la chambre, etc. J'allai
une deuxième fois aux eaux de Néris, j'avais alors
de fortes crises. Lorsque je devais prendre un bain,
je me plaçais dans une baignoire vide qu'on rem-
plissait en même temps qu'on me donnait des douches sur les reins et sur les cuisses. L'eau minérale
me baignait peu à peu; cela durait une demi-heure;
puis je faisais écouler l'eau froide et on faisait rentrer de l'eau plus chaude qui me baignait jusqu'à
la cheville seulement, pendant quatre à cinq minutes. Mon domestique me faisait ensuite sortir de
la baignoire et m'aidait à m'habiller. Je prenais
parfois des bains à Tivoli, avant et après la saison
des eaux, de la même manière que je viens d'indiquer, toujours en recevant des douches ou des
aspersions.

La saison de 1843 à Néris m'a bien réussi; j'ai
pu aller en inspection, puis à ma campagne. Pendant l'hiver de 1844, j'ai été assez bien, mais j'a-
vais quelquefois des jours plus mauvais; les nuits
étaient peut-être un peu moins bonnes. La saison de 1844 a été moins favorable que les deux
autres; j'ai eu de vives douleurs dans le bras
gauche, ce qui a décidé le médecin de Néris à me
faire prendre des bains de bras dans l'espèce de
mousse qui se forme dans l'eau du réservoir.

J'étais au total plus souffrant, surtout là nuit;
je ne pouvais aller seul d'un appartement dans un

autre. Je faisais encore des promenades, mais je n'aurais pas osé aller seul sur un pont sans garde-fou. M. de M… en conclut que les eaux ne me convenaient plus et que je ne devais point revenir à Néris.

L'hiver de 1845 s'est passé à peu près comme le dernier. J'allais à la chambre et je sortais soutenu par un domestique. J'ai été, dans la saison, aux eaux de Bourbon-l'Archambault; je les ai supportées beaucoup moins bien que les eaux de Néris. J'eus de telles crises que le médecin décida que je ne devais pas les continuer. J'étais très-souffrant; la nuit, quand j'avais des douleurs trop vives, on m'appliquait des ventouses scarifiées au moyen de cornes de veau; on m'administrait aussi des eaux minérales en lavements. Ces espèces de ventouses sur les cuisses et les jambes me soulageaient. Je revins à ma campagne où je me promenais avec un aide.

L'hiver de 1846 a été beaucoup plus pénible; j'avais des crises plus fréquentes et plus fortes. C'était surtout au lit que je souffrais; je me levais une partie de la nuit et me tenais près du feu avec l'aide d'un domestique.

J'eus l'intention de me faire traiter par l'hydropathie; mais le docteur G….. me conseilla de faire des frictions avec l'eau sédative de Raspail. Je fis des frictions à l'eau froide deux fois par jour, en sortant du lit et à midi, cela parut me soulager; mais au bout de quelque temps on y trouva des inconvénients, et je les cessai.

Malgré cet état de souffrances j'allais ordinairement à la chambre et au comité, quelquefois dans les salons, mais le moins possible. M. le docteur G..... me plaça des cautères volants sur le dos, je ne quittai plus ma chambre. Plus tard j'eus recours à l'homœopathie et je me mis entre les mains de M. le docteur D....., qui, au bout de six mois, fit appeler en consultation le docteur P.....; mais je n'éprouvai aucun résultat satisfaisant.

En 1847, à la sollicitation de mes amis, je consultai une somnambule qui me dit des choses étonnantes ; mais, son traitement ne m'ayant fait réellement aucun bien, je renonçai à sa direction. Je consentis néanmoins, quoique souffrant, à sortir pour aller à la chambre, et j'eus, pendant cette année, des consultations du docteur R....., qui me fit faire usage du baume de Rousseau en frictions, de pilules écossaises, de bains de pieds à la moutarde, etc. Voyant que dans l'état où j'étais je ne pouvais supporter les grands bains, ni faire usage de la belladone qui me portait tellement à la vessie qu'on fut obligé deux fois de me sonder, M. R..... conseilla de m'administrer des opiacés pour me calmer. Les pilules de codéine étaient la préparation que je pouvais le mieux supporter. Allant un peu moins mal l'été suivant, je partis pour la campagne. Un médecin de Moulins me conseilla de faire une application de sangsues ; je pris ensuite plusieurs bains avec du sel. A la fin d'octobre, je revins à Paris fort souffrant et très-agité ; cependant je marchais encore et je pus me rendre au château à Saint-Cloud. Je partis ensuite pour l'Alsace, afin de surveiller ma réélection, puis j'allai à Metz présider aux examens de l'école.

A l'occasion de la mort de madame Adélaïde, j'allai à pied de la chambre des députés aux Tuileries ; en traversant le jardin, je fus tellement indisposé que l'on eut beaucoup de peine à me faire remonter en voiture. La révolution de février éclata quelques jours après et vint encore me bouleverser, je partis pour la campagne. J'étais alors fort souffrant et lorsque j'allais dans le jardin on portait un fauteuil derrière moi. A cette époque, j'eus une rétention d'urine qui obligea à me sonder sept à huit fois par jour. Je partis pour Paris vers le 15 février ; pendant le voyage je supportai la voiture beaucoup mieux que je ne m'y attendais. Arrivé à Paris, je commençai à suivre un traitement dirigé par le docteur B.....

Dans les premiers temps de mon arrivée je marchais dans la maison avec l'aide d'un domestique, mais depuis deux mois la difficulté que j'avais à monter l'escalier m'empêchait de sortir de ma chambre. A plusieurs époques j'ai eu des évacuations involontaires et une difficulté très-grande dans l'émission des urines qui néanmoins coulent souvent au dehors sans efforts volontaires.

Le 30 avril 1850 , le docteur B..... m'a fait sa première visite; il m'a prescrit un traitement que j'ai commencé le 1er mai; ce traitement consistait à prendre une décoction de chicorée et de pensées sauvages, sucrée avec du sirop de chicorée composé, deux grands bains gélatineux par semaine; deux lavements à l'eau de guimauve chaque jour; le matin et le soir, frictions sur la colonne vertébrale et sur les membres avec des flanelles trempées dans du vin de quinquina aromatique; tous les deux jours application de ventouses le long de la colonne vertébrale. Ma nourriture consistait en viandes blanches et soupes maigres, légumes et poissons frais, deux verres d'eau de Vichy avec une cuillerée de vin blanc.

1er mai. J'ai commencé le régime et les frictions.

2 mai. J'ai pris un bain que j'ai supporté assez bien.

3 mai. Douze ventouses sont appliquées pendant un quart d'heure.

4 mai. Grand bain.

5 mai. Rien fait.

6 mai. Application de douze ventouses pendant une demi-heure; quelques ampoules se forment sur les épaules.

7 mai. Bain d'une heure que je supporte mieux que les premiers; frictions sur la colonne vertébrale, douloureuses à l'endroit des ventouses.

8 mai. Application de douze ventouses pendant trois quarts d'heure; sept d'entre elles font beaucoup d'effet.

9 mai. Les frictions fatiguent beaucoup, les crispations dans les jambes sont plus violentes qu'avant le traitement; je suis plus faible et j'ai plus de peine à me lever, mais je dors mieux; grand bain d'une heure et demie.

10 mai. Douze ventouses pendant une heure; douleurs vives dans les nerfs des bras, des cuisses, des jambes, et jusqu'au bout des orteils; dès que les ventouses sont ôtées je sens du soulagement. Les vésicules qui se forment me font souffrir beaucoup; pour me calmer je suis obligé de tenir les yeux presque fermés et de ne faire aucun mouvement. Je ne puis garder les lavements que je prends. Le soir, les pieds sont un peu enflés. J'ai souffert du dos pendant la nuit; l'enflure des pieds était dissipée le lendemain.

11 mai 1850. L'état est à peu près le même, mais la maladie nerveuse me semble plus généralisée; j'ai beaucoup de peine à me lever et à mar-

cher, je souffre davantage lorsque j'ai pris un lavement, je me sens non=seulement prêt à tomber, mais à me trouver mal.

Je ne puis encore rien tenir, rien prendre, ni me baisser pour ramasser quoi que ce soit. Lorsque je suis dans cet état nerveux, il est à remarquer que je ferme les yeux et que je tombe dans une demi-somnolence, souvent je m'endors tout à fait. Ce qu'il y a de plus pénible, non comme douleur, mais comme gêne, c'est la nécessité d'uriner presque toutes les heures. Je ne souffre pas pour uriner, je ne sens même pas les urines couler, mais, après chaque effort volontaire, la contraction musculaire me fait éprouver des crises nerveuses qui s'étendent jusqu'au bout des doigts des pieds; je ne puis calmer ces crises qu'en serrant les cuisses avec les mains. Après avoir pris un bain fort chaud d'une heure et demie, je me sens fatigué.

12 mai. Repos; j'en ai profité pour marcher un peu; mon état est toujours le même.

13 mai. Douze ventouses qui font effet; frictions douloureuses; les pieds sont enflés, surtout le pied droit et la cheville.

14 mai 1850. Pendant la nuit j'ai beaucoup souffert des vésicules; bain d'une heure et demie, douleur en urinant; j'ai souvent besoin d'uriner, surtout au lit, alors les crispations me prennent.

15 mai. Je suis toujours tourmenté par le besoin d'uriner ; limonade purgative, bouillon d'herbes, de demi-heure en demi-heure ; peu d'effets.

16 mai. Douze ventouses pendant une heure.
Elles donnent moins que la dernière fois et je
suis plus fatigué ; le docteur B..... me prescrit de
prendre tous les matins une cuillerée d'iodure
de potassium dans une tasse de tisane.

17 mai. Bain d'une heure et demie. Même état.

18 mai. Iodure de potassium, douze ventouses
pendant une heure, frictions pendant la nuit.
J'aurais dormi volontiers sans le besoin fréquent
d'uriner qui me fatigue beaucoup.

19 mai. Bains de deux heures.

20 mai. Douze ventouses sont appliquées pendant une heure ; elles font peu d'effet. Je suis
très-fatigué ; mais le temps étant beau je souffre
moins qu'à l'ordinaire.

21 mai. La nuit a été très-bonne sauf le besoin d'uriner ; bain d'une heure et demie.

22 mai. J'ai été très-dérangé la nuit, selle au
lit ; je ne puis uriner que quelques gouttes. Les
douze ventouses ont fait moins d'effet que les
jours derniers.

23 mai. La nuit n'a pas été mauvaise, j'ai pu
uriner le matin ; ce besoin devient pressant, c'est
une occasion d'agitation. Lorsque je veux marcher je me sens disposé à me laisser choir ; j'ai

beaucoup de peine à lever le pied. En marchant je souffre de la vessie, ce que je n'avais pas encore ressenti. (Tisane de queues de cerises) ; je n'ai pas de crises nerveuses ; mais je souffre beaucoup, surtout des cuisses et de la vessie ; j'ai les yeux souvent fermés et je m'endors facilement. La position dans le bain me fatigue beaucoup. Un deuxième lavement ne produit pas plus d'effet que celui du matin ; le soir, je suis souffrant ; je me couche à sept heures ; j'ai dans les cuisses et dans les jambes des mouvements qui me font souffrir.

24 mai. La nuit aurait été assez bonne si je n'avais été tourmenté par le besoin d'uriner ; les douze ventouses font peu d'effet.

25 mai. Bain d'une heure et demie, frictions. Je suis très-fatigué.

26 mai. Sur douze ventouses qui sont appliquées, plusieurs donnent un grand nombre de vésicules.

27 mai. La nuit a été assez bonne. Dans la matinée j'ai été réveillé par le besoin d'uriner que j'ai éprouvé très-souvent. Vers six heures, j'ai eu une selle pressante, involontaire.

28 mai. La gravité de l'état de mon fils me force à suspendre les ventouses ; je continue le reste du traitement et je remplace la tisane amère par la valériane.

29 mai. Je suis très-accablé, je passe une partie

de la journée au lit ; j'ai le corps dérangé et plusieurs garde-robes involontaires.

30 mai. La nuit n'a pas été mauvaise ; même état des intestins ; eau de riz et lavements amidonnés. La nuit suivante est bonne. A trois heures, garde-robes involontaires sans coliques ni dévoiement.

Le 1er juin. Je perds mon fils ; ce malheur vient encore aggraver ma position.

Les jours suivants, la difficulté de marcher est extrême ; je ne puis quitter mon fauteuil, je suis pris de mouvements nerveux très-douloureux dans tous les membres, et surtout dans les cuisses où j'éprouve des espèces de tressaillements que l'action d'uriner aggrave encore ; j'ai de nouvelles garde-robes involontaires et sans dévoiement.

5 juin. Application de douze ventouses pendant une heure, plusieurs font des vésicules. J'ai une crise nerveuse des plus fortes, j'éprouve une défaillance et je reste pendant deux heures sans connaissance ; les douleurs nerveuses persistent encore pendant plusieurs heures après que je suis revenu à moi. Dans la soirée, les douleurs se calment après une application de huit sangsues à l'anus. Garde-robes involontaires.

7 juin. Application de neuf ventouses que je garde pendant cinquante-cinq minutes ; elles donnent beaucoup de vésicules.

8 juin. J'ai beaucoup de peine à me lever ; je ne puis marcher en fléchissant fortement la jambe et la cuisse. Dès que je veux lever le pied je suis exposé à tomber. C'est à peine si je puis faire quelques pas en m'appuyant après les meubles. La tête me tourne, je suis obligé de m'asseoir et, lorsque je veux me relever, je ne puis le faire sans appuyer les mains sur les bras du fauteuil. Malgré la perte de sang occasionnée par les sangsues appliquées un des jours précédents, j'ai toujours le visage coloré, la tête lourde, les yeux presque toujours fermés, et j'aurais constamment envie de dormir si je ne luttais contre cette disposition.

9 juin. Application de douze ventouses sur la partie inférieure de la colonne vertébrale, nombreuses vésicules.

Le 10 juin. État à peu près le même ; impossibilité de me soulever de mon fauteuil ; garde-robe involontaire survenue deux heures après avoir rendu un lavement. Bain gélatineux de cinq quarts d'heure.

Le 11 juin. La fatigue est très-grande. Application de douze ventouses que je garde trois quarts d'heure ; les vésicules fournissent une grande quantité d'eau et de sang. Dans la soirée, j'éprouve une grande lassitude, je puis cependant me lever pour essayer de faire un tour de chambre ; mais la tête me tourne, et c'est à peine si je vois clair. (Tisane de valériane, iodure de potassium, une cuillerée matin et soir). Dans la journée, tisane de queues de cerises.

Le 12 juin. Application d'un large vésicatoire au bas des reins ; je garde l'emplâtre toute la journée, on l'enlève au bout de quatorze heures. Le vésicatoire donne une grande quantité de sérosité.

Le 13 juin. Application de onze ventouses que je garde une heure sans trop de fatigue; bain gélatineux dans la soirée.

Le 14 juin. Je suis très-fatigué du bain et du vésicatoire de la veille.

Le 15 juin. Application de douze ventouses pendant une heure ; elles donnent un plus grand nombre de vésicules que dans les applications précédentes. J'ai été très-fatigué pendant la nuit.

Dimanche 16 juin. Repos.

Le 17 juin. Bain d'une heure trois quarts; fatigue après le bain.

Le 18 juin. Application de douze ventouses pendant une heure. Plusieurs d'entre elles font un grand nombre d'ampoules qui se percent et laissent couler beaucoup de sérosité; quelques-unes, placées sur l'épaule, me font beaucoup souffrir.

Dans le courant de la journée, je puis me lever de mon fauteuil et marcher un peu mieux que les jours précédents. Même traitement ; l'iodure de potassium est suspendu parce qu'il me fatiguait.

Le 19 juin. La nuit n'a pas été mauvaise. Je ne dois plus prendre que deux bains par semaine, pour éviter la lassitude que m'occasionne la position que je suis obligé de garder dans la baignoire.

Le 20 juin. Application de douze ventouses pendant une heure.

Le 21. Bain ; même état.

Du 22 au 28. Trois applications de ventouses sont pratiquées et gardées une heure. Après chaque application de ventouses, des vésicules nombreuses se sont formées. La fatigue dure moins longtemps qu'à l'ordinaire ; j'urine plus facilement et les douleurs nerveuses qui succèdent à cette fonction sont moins vives et plus courtes. Dans les intervalles, l'urine s'écoule moins facilement qu'elle le faisait jusqu'alors, en dehors de l'action volontaire.

Le 27. Je commence à éprouver un mieux sensible ; je marche un peu plus facilement, mais j'éprouve toujours une grande difficulté à me lever de mon fauteuil et à faire les premiers pas. Je parviens cependant, quoique avec beaucoup de peine, à monter quelques marches, ce qui me devient impossible lorsque le temps est à l'orage. Le sommeil est bon.

Le 28. Application de douze ventouses pendant

une heure. Vésication abondante facilement sup-
portée, mais précédée d'assez vives douleurs qui
se font sentir dans les jambes et les pieds et qui
durent deux heures environ. J'ai oublié d'observer
que les bras étaient aussi le siége de douleurs assez vives; je prends un bain d'une demi-heure
seulement, afin de faire tomber les croûtes qui résultent des ampoules. Je puis rester levé après le
bain, la faiblesse étant moins grande qu'à l'ordinaire. A l'aide d'un bras et de ma canne je descends plusieurs marches pour aller dans la cour
visiter des ouvriers. La nuit suivante a été très-
bonne.

Le 29 juin. Dans la matinée, je prends un grand
bain d'une heure et demie; je suis surtout fatigué par la position que je suis obligé de garder
dans le bain. Garde-robes involontaires survenues
après un lavement; urines involontaires.

30 juin. Il y a sans aucun doute une amélioration dans mon état; je marche mieux, mais par
contre je n'avais jamais souffert plus généralement des nerfs. J'éprouve une espèce de courbature dans le corps et les membres inférieurs; pendant la nuit, les urines ont été abondantes et lim-
pides.

1er juillet. Application de douze ventouses qui
font peu d'effet; je suis un peu moins fatigué le
lendemain; je descends l'escalier en me servant

alternativement de l'un et de l'autre pied, et je le remonte de même avec plus de facilité, en me servant, dans les deux cas, de la rampe d'une main, et m'appuyant de l'autre sur le bras d'un domestique; mais je ne puis encore parvenir à me lever de mon fauteuil sans un secours étranger.

3 juillet. Application de douze ventouses que je garde un peu plus d'une heure; avant cette opération, le docteur B... parvient à me faire lever seul. Après son départ et dans la journée, je me suis encore levé seul plusieurs fois : je considère cela comme un progrès remarquable.

Le 5 juillet. Application de douze ventouses dont onze sont conservées pendant une heure. Cette application avait été précédée de plusieurs exercices dans lesquels il m'a été possible de me lever et de quitter mon fauteuil, puis de faire deux fois le tour de la salle sans aucun secours.

Dans la soirée, je parviens à me lever seul de mon fauteuil, mais avec moins de facilité que dans la matinée.

6 juillet. Je fais les mêmes exercices, mais avec un peu de peine; je fais deux tours de jardin équivalant ensemble à trois cents pas gymnastiques. La nuit a été bonne, les urines moins abondantes. Dans la journée, je prends un bain de feuilles de noyer; je le supporte bien, et, après être sorti du bain, je me suis senti fatigué pendant une heure.

Dans la soirée, je me lève de mon fauteuil plusieurs fois et je fais quelques pas sans être soutenu. Après ces exercices, je me trouve très-fatigué et je monte avec peine jusqu'à ma chambre à coucher, située au deuxième étage; j'éprouve au côté droit et au-dessus de la hanche une assez vive douleur qu'une friction au vin aromatique parvient à dissiper.

7 juillet. La nuit a été bonne; les urines ont été abondantes; elles n'ont pas coulé involontairement. A neuf heures, je me lève deux fois de mon fauteuil et je fais deux tours de salle sans secours étranger.

Après mon déjeuner, je puis faire deux tours de jardin au pas gymnastique, et je parviens à me lever de mon fauteuil.

Dans la soirée, je répète ces mêmes exercices, mais avec beaucoup de peine; j'éprouve alors un tremblement dans les membres qui ne me permet pas de marcher seul.

8 juillet. La nuit est très-bonne; cependant le matin j'éprouve beaucoup de peine à me lever seul de mon fauteuil; mais je puis descendre dans la cour et j'en fais le tour au pas gymnastique en m'appuyant sur le bras de mon domestique, puis je fais un second tour en me servant seulement de ma canne. Treize ventouses sont appliquées et conservées trois quarts d'heure; je me trouve un

peu plus fatigué après. Cet état ne dure environ qu'une demi-heure.

Le 9 juillet. Je fais seul deux tours de chambre complets et deux tours de jardin au pas gymnastique. Lorsque je me retourne pour changer de direction, j'éprouve dans les jambes un ébranlement qui me fait craindre de tomber. Je prends un bain dans la journée. Le soir, je suis fatigué et je m'abstiens de tout exercice gymnastique. La nuit suivante est très-bonne. Dans la matinée, je puis me lever seul deux ou trois fois. A neuf heures, application de treize ventouses que je garde une heure et auxquelles succède une fatigue moins forte que les jours précédents. Je me lève seul de mon fauteuil, je fais deux tours de salle, deux tours de jardin au pas gymnastique et je remonte deux fois le perron sans aucun secours ; je puis aussi monter assez facilement le premier étage.

Le 11 juillet. La nuit a été bonne ; un peu d'agitation le matin, je fais seul trois tours de salle et deux tours de jardin ; je recommence ces exercices deux heures plus tard et, dans la soirée, je prends un bain de feuilles de noyer d'une heure un quart ; après le bain, je me trouve agité. Cependant dans la matinée je puis faire deux tours de salle et deux tours de jardin sans soutien. Une chose digne de remarque, c'est que, lorsque je marche sans être soutenu, si je veux parler ou regarder fixement quelqu'un, je perds l'équilibre et je suis prêt à tomber.

Le 12 juillet. L'état est à peu près le même ; je me livre à mes exercices ordinaires dans le jardin et dans l'intérieur de l'appartement. Dans la soirée je prends un bain et j'éprouve une fatigue assez grande.

Le 14 juillet. La nuit précédente j'ai dormi ; mais j'ai été réveillé à plusieurs reprises par le besoin d'uriner que j'ai satisfait volontairement. L'urine n'a pas coulé dans les intervalles, et j'ai pu renoncer aux précautions que j'étais obligé de prendre jusqu'à ce jour, et qui consistaient à m'entourer de linge pour absorber les eaux au fur et à mesure qu'elles coulaient. Je fais les exercices ordinaires qui consistent à m'asseoir et à me lever de chaises successivement plus basses, pendant que je me soutiens à une espèce de trapèze.

Le 15 juillet. Les urines n'ont pas coulé involontairement ; mais les envies d'uriner sont très-fréquentes, et cette fonction s'accompagne toujours de mouvements nerveux dans les cuisses et de douleurs qui s'étendent jusqu'au bout des pieds.

Lorsque je prends l'urinoir, je suis obligé de faire un effort assez longtemps soutenu ; quelquefois je suis obligé de remuer les cuisses pour parvenir à satisfaire le besoin d'uriner. Il arrive encore que ces efforts se font sentir sur l'intestin et expulsent des gaz. Dans la journée je fais quatre tours de jardin en une seule fois ; je monte et descends assez facilement les deux étages qui séparent ma chambre à coucher de la salle où je me livre à mes exercices gymnastiques.

La douleur, occasionnée par les plaies qui succèdent aux vésicules, m'empêche de me livrer à mes exercices journaliers.

16 juillet. La nuit a été bonne. Il est à remarquer que, lorsque je veux me mouvoir au lit, j'éprouve des douleurs d'autant plus vives que j'ai gardé plus longtemps le repos. Je puis faire sept tours de jardin, dont six sans aucun aide, en deux reprises seulement ; mais la chaleur excessive me force à me livrer au sommeil.

A trois heures je prends un bain après lequel je me trouve comme à l'ordinaire plus fatigué.

17 juillet. La nuit a été un peu agitée ; j'ai uriné moins souvent qu'à l'ordinaire. Dans la matinée treize ventouses sont appliquées, dont douze forment des vésicules et sont gardées une heure et quelques minutes ; elles fournissent plus d'un verre de sérosité rougeâtre. Je suis très-fatigué après les ventouses ; je souffre beaucoup du dos ; cependant je puis me livrer à mes exercices, descendre dans la cour, sortir pour la première fois et faire visite à un de mes voisins. En rentrant j'éprouve assez de difficultés à remonter au

premier étage, où je me repose quelques instants, et je puis redescendre pour dîner; enfin , à huit heures du soir je remonte deux étages pour gagner ma chambre à coucher, mais je ressens une grande fatigue pendant la friction du soir.

Le lendemain 18 juillet, j'ai le dos et le bas des reins très-douloureux; j'ai dormi , mais mon sommeil a souvent été interrompu. Dans la matinée je fais mes exercices. Le temps est orageux; je me trouve plus fatigué qu'à l'ordinaire et j'ai peine à faire un tour de jàrdin. Je souffre dans les-jambes et j'y éprouve un tremblement plus prononcé qu'à l'ordinaire; cependant, dans la soirée, je puis monter jusqu'au deuxième étage, où je prends un bain avant de me coucher.

19 juillet. Le sommeil a été bon; les urines ont été moins abondantes. Le matin j'ai de la peine à me lever; la friction me fatigue; du reste je me trouve assez bien. Treize ventouses sont appliquées et donnent beaucoup de liquide , moins cependant que dans l'application précédente; les douleurs qu'elles me causent dans le dos m'empêchent de me livrer à mon exercice habituel.

20 juillet. La nuit a été agitée; j'ai uriné plus souvent que la veille; les urines ont été plus abondantes, mais chargées; elles n'ont pas coulé involontairement.

Dans la matinée, j'éprouve un peu de peine

à me lever et à descendre ; j'y réussis néanmoins.

Je dois faire observer que, depuis un mois environ, mon extrême maigreur a disparu et fait place à un état plus satisfaisant. Ce que je ressens de plus pénible, actuellement, c'est le mouvement nerveux dans les cuisses, qui fait que quelquefois, malgré toute ma volonté, je ne puis me soutenir.

Dans certaines circonstances, lorsque je marche, ce mouvement est si fort qu'il me porte à la tête : j'éprouve alors un tressaillement ou un tremblement nerveux qui se fait plus particulièrement sentir depuis le mollet jusqu'à la cheville.

Aujourd'hui le temps est orageux et lourd, je me sens très-fatigué, je puis à peine me soutenir et remonter à mon appartement. Je suis, en ce moment, moins bien que les jours derniers. Dans la soirée je puis redescendre et faire mon exercice gymnastique.

21 juillet. Les vésicules ont coulé pendant toute la nuit. J'urine très-souvent ; à chaque fois j'éprouve des douleurs dans les jambes et dans les cuisses ; je ne puis faire mes exercices qu'avec peine ; le tremblement est plus fort qu'il n'était depuis quelque temps ; la journée entière a été mauvaise.

Les ventouses sont supprimées les jours suivants ; le dos se cicatrise. Les mouvements et les exercices sont plus faciles, et je puis remarquer que mon état est infiniment meilleur lorsque les ventouses ne me font point souffrir ou que les nerfs ne sont point irrités par un temps orageux.

26 juillet. Un vésicatoire volant est appliqué au bas des reins. Dans la matinée je puis faire, sans aide, le tour du jardin. Je me trouvais très-bien, mais dans la soirée le vésicatoire me fait souffrir ; je dors mal pendant la nuit, je suis un peu agité ; je me sens plus faible que les jours précédents. Le vésicatoire fournit une grande quantité de liquide.

27 juillet. La nuit est moins mauvaise que la précédente ; je suis moins fatigué ; j'éprouve de la peine à me lever, je sens des tournoiements de tête, je suis accablé. Le vésicatoire a encore fourni une grande quantité de liquide ; c'est peut-être à cette circonstance que je dois attribuer l'état si pénible dans lequel je me suis trouvé dans l'après-midi.

29 juillet. La nuit n'a pas été mauvaise, mais j'ai eu beaucoup de peine à me lever, et je fais une douzaine de tours de chambre à plusieurs reprises.

Pendant les jours suivants l'amélioration continue ; les douleurs qui existaient pendant l'excrétion urinaire disparaissent sous l'influence des frictions opiacées. Les exercices gymnastiques sont plus faciles ; les ventouses sont posées tous les deux jours.

Le 8 août, le temps est très-mauvais, il pleut par torrents ; je suis fatigué et ne puis faire les exercices gymnastiques. J'ai fait avec beaucoup de peine, sans secours étranger, un tour de chambre ; je suis forcé, pour me calmer, de fermer les yeux et de me soutenir la tête avec la main. Je mange peu et fais avec difficulté quelques tours de salle. Sur les deux heures le temps est moins lourd, les forces reviennent et je puis aller de la rue Barbet-de-Jouy à la rue Vanneau, mais j'ai dû me reposer trois fois. Dans la soirée le temps est orageux, il pleut abondamment ; je me trouve très-indisposé et je ressens beaucoup de douleurs rhumatismales.

Le 9 août, j'ai bien dormi pendant la nuit ; les urines ont été excrétées volontairement et en grande quantité. Dans la matinée je prends un bain et fais tous mes exercices ordinaires ; douze ventouses sont appliquées pendant trois quarts d'heure. Il est à remarquer qu'à chaque application de ventouses je souffre beaucoup moins dans le dos que dans les cuisses et les genoux. M. B. m'ayant conseillé de faire tous les jours une promenade, j'en ai fait une qui a dépassé mes forces. Je suis allé de la rue Barbet-de-Jouy au boulevard des Invalides par la rue Varenne. Je me suis reposé sur un des bancs ; j'ai voulu allonger encore ma promenade et rentrer par la rue de Babylone, mais j'ai été obligé de me reposer très-fréquemment ; enfin je suis arrivé chez moi à sept heures, extrêmement fatigué, après trois heures et demie d'absence. J'ai dîné avec plaisir. Après le dîner, je suis monté jusqu'au deuxième étage avec beaucoup de peine, et j'ai passé une nuit assez bonne.

Le 10 août. Je prends un bain de feuilles de noyer ; dans la journée je me ressens des fatigues de la veille ; dans la soirée je puis sortir, aller à la rue Varenne et revenir sans éprouver de lassitude. Une heure plus tard j'exécute la même course avec assez de facilité ; mais pendant le retour j'éprouve beaucoup de fatigue ; la nuit suivante est assez bonne. Le lendemain (11 août) je puis faire six tours de jardin ; l'état général est assez bien ; cependant j'ai toujours de la difficulté à me lever de mon siége sans appui ; dans la journée j'éprouve de la fatigue après avoir de nouveau fait six tours de jardin ; mais dans la soirée je puis me promener pendant un quart d'heure sur le trottoir.

Lundi 12 août. La nuit dernière a été assez agitée ; à plusieurs reprises j'ai été réveillé par le besoin d'uriner qui a été accompagné de douleurs dans les cuisses et dans les jambes. Dans la matinée je suis plus fatigué et je fais avec peine deux tours de jardin. J'attribue cette lassitude à l'exercice forcé que j'ai fait il y a trois jours. Douze ventouses sont appliquées pendant trois quarts d'heure ; elles donnent lieu à un assez grand nombre d'ampoules ; la fatigue est un peu moins grande que pendant les jours précédents et je puis sortir dans la soirée.

Les ventouses sont encore appliquées cinq fois jusqu'au 24 août ; à chaque fois, on diminue de quelques minutes la durée de l'application. Pendant cet intervalle j'ai pris plusieurs bains. Les frictions ont été faites avec régularité. Chaque jour je suis sorti plusieurs fois ; j'ai pu me promener dans les rues environnantes, et aller jusqu'au boulevard sans être trop fatigué.

Le 24 août. Les applications de ventouses cessent ; mais je continue les frictions et les exercices gymnastiques, ainsi que la promenade, plusieurs fois par jour. Les urines sont émises volontairement et avec beaucoup plus de facilité ; le sommeil et l'appétit sont assez bons.

Le 2 septembre. Je vais à Versailles pour essayer mes forces, et j'en reviens sans être fatigué.

Le 6 septembre. Je pars pour la campagne.

CINQUIÈME OBSERVATION.

J'ai quarante-huit ans, une constitution assez bonne quoique peu robuste. A vingt-quatre ans, j'eus pour la première fois un écoulement, soigné par M. C.....; deux ans après, j'eus une seconde maladie qui, bien que bénigne dans le commencement, eut des suites fâcheuses causées par l'interruption involontaire de mon traitement pendant six semaines ; elle fit des progrès tels que toute ma constitution en fut infectée. Alors je fus traité très-rigoureusement par M. C..... Il me fit prendre du mercure en telle quantité, que sourcils, cils, barbe et cheveux tombèrent en grande partie. On me faisait une cuisine sans sel pour que le mercure eût moins d'action sur moi; je supportai assez bien le traitement qui dura néanmoins fort longtemps, et je revins à la santé, grâce à ma bonne constitution. Huit ou neuf ans après mon traitement mercuriel je fus pris de douleurs dans les cuisses, puis dans les jambes, avec sensation de froid et insensibilité de la peau, je crus avoir un rhumatisme. Pour la première fois j'allai aux eaux de Plombières en 1839, sans grand succès ; j'y retournai en 1841 et n'ayant pas obtenu une guérison complète, j'allai, en 1842, à Aix, en Savoie. Je n'éprouvai pas de l'usage de ces eaux un grand soulagement. En janvier 1845, je fus extrêmement fatigué par des veilles prolongées et un chagrin violent.

Mon état, très-fatigant et qui exige que je sois toute la journée sur mes jambes, contribua à augmenter ma fatigue. Un matin, après avoir assez bien dormi, je me réveillai avec la paupière gauche presque fermée; c'était une légère congestion cérébrale. M. D..... me fit mettre des sangsues derrière l'oreille, il me fit faire des frictions mercurielles sur la paupière, et me recommanda avec instance de me purger souvent, ce que je ne manquai pas de faire. J'eus pendant quelque temps la vue affaiblie et tellement troublée que je voyais double. Je fis, sous la direction d'un curé polonais, un traitement qui me fit du bien. Cependant, quand je fatigue ma vue avec une lorgnette au théâtre, je vois encore double, mais cela est rare.

En 1845, je retournai à Aix, en Savoie, et c'est à peu près en ce temps que, insensiblement et sans m'en douter le moins du monde, les premiers symptômes de ma maladie actuelle se manifestèrent. Chose assez bizarre, je me surprenais quelquefois à marcher plus vite que je ne voulais; j'étais comme entraîné malgré moi. En 1846, je pris quelques bains de mer après lesquels j'eus une quinzaine de furoncles. Enfin, la maladie faisant des progrès et mes jambes étant tellement faibles que je marchais courbé et à l'aide d'une canne (en mars 1847) je consultai un médecin très-distingué de Paris, qui me fit poser deux cautères dans le dos et me fit prendre de l'iodure de potassium. Dans la même année je pris des bains de mer; je gardai mes cautères pendant treize mois. J'en obtins une grande amélioration et je me crus guéri. Cependant il n'en était rien. En juin 1848, je suivis un traitement hydropathique pendant six semaines sans grand résultat. Plus tard, je voulus essayer du galvanisme, mais ce fut aussi sans suceès. En 1849, je pris encore des bains de mer et quelques bains russes; ces derniers donnèrent un peu de souplesse à mes jambes. Enfin, cette année (1850), sentant que j'avais de la peine à uriner, je consultai M. S....., qui trouva un rétrécissement dans le canal, et qui me fit suivre un traitement. Je dois ajouter à cette note que déjà, depuis assez longtemps, j'ai presque totalement perdu mes forces viriles; il m'arrive de passer une nuit entière avec une femme pour laquelle j'ai beaucoup de goût sans obtenir le moindre résultat; le lendemain, seul, je me réveille en complète érection : c'est à n'y rien comprendre. Une autre fois, je prends une femme sur mes genoux et de suite j'ai une émission malgré moi, sans la moindre érection. Du reste, dans mes jeunes années, j'ai toujours été assez faible avec les femmes, ce qui tient sans doute à ce que, étant enfant et sans savoir ce que je faisais, je jouais avec mes parties et faisais rentrer mes testicules.

Le 19 mai. M. le docteur B..... me prescrit des frictions avec du vin de quinquina aromatique, sur la colonne vertébrale et les membres, des tisanes amères, des bains gélatineux, des applications de ventouses vésicantes le long du dos.

Le 21 mai. Une première application de huit ventouses a lieu pendant une demi-heure.

Le 23. Application de 12 ventouses pendant trente-cinq minutes.

Le 25. Troisième application de douze ventouses pendant trois quarts d'heure.

Deux heures après cette dernière application, je fus pris de violentes douleurs de rhumatisme dans tout le corps; ces douleurs durèrent deux jours. Elles furent si vives que j'eus une forte fièvre et à la suite un accablement et une faiblesse extraordinaires. Je cessai les ventouses, sans cependant abandonner le reste du traitement. Mes forces revinrent en quelques jours.

Le 2 juin. Je recommençai les applications de ventouses, mais avec ménagement; six seulement restèrent appliquées pendant un quart d'heure.

Le 4 juin. On appliqua six ventouses pendant une demi-heure, et le 6 juin huit ventouses furent conservées pendant quarante minutes. Je dormis pendant deux heures après que les verres furent enlevés ; je fus faible pendant toute la journée, mais sans souffrir. Je remarquai que les jours de ventouses ma voix était altérée et faible.

Le 7 juin. Je pris un bain et fus encore assez faible, cependant moins que la veille.

Le 8 juin. Huit ventouses pendant trois quarts d'heure ; les onze dernières minutes sont assez pénibles. Dans la journée j'éprouve toujours un peu de faiblesse.

Le 9 juin. Traitement ordinaire. Bains de gélatine ; moins de faiblesse.

Le 10 juin. Neuf ventouses, appliquées pendant cinquante-cinq minutes, sont assez bien supportées ; cependant j'ai toujours plus de faiblesse que les jours où je prends un bain. De petites vésicules se développent sur quelques-uns des points de la peau où les ventouses sont appliquées. Trois fois par jour je fais le tour de ma chambre au pas gymnastique et en me tenant appuyé aux meubles qui s'y trouvent. Après le dernier exercice, j'ai senti un peu de chaleur dans les genoux et de fatigue dans les aines.

Le 11 juin. Traitement ordinaire. Je prends un bain gélatineux à la suite duquel je me trouve faible et accablé à cause du temps orageux.

Le 12 juin. J'ai pu garder 12 ventouses pendant une heure; dans le dernier quart d'heure les douleurs ont été vives; un grand nombre d'ampoules se sont formées. J'ai souffert pendant toute la journée de vives cuissons; les ampoules empêchent la friction du soir. Du reste, je dînai avec un assez bon appétit; je me couchai de bonne heure et dormis très-bien.

Le 13 juin. Le bain ravive les douleurs occasionnées par les ampoules et détermine des cuissons. Bon appétit et bon sommeil.

Le 14 juin. J'ai gardé les ventouses une heure, mais avec d'aussi vives douleurs que la fois précédente. Les ampoules ont été moins nombreuses et la fatigue moins grande.

15 juin. Traitement ordinaire; bain de gélatine; j'éprouve dans les membranes des douleurs rhumatismales occasionnées par l'humidité et la pluie.

16 juin. Traitement ordinaire.

17 juin. Dix ventouses sont appliquées pendant une heure; durant les dix dernières minutes, les douleurs ont été très-vives; plusieurs ampoules de la largeur d'une lentille se sont formées. J'éprouve de la gêne pour marcher.

18 juin. Même état.

19 juin. Dix ventouses sont gardées pendant cinquante-cinq minutes sans occasionner beaucoup de douleurs; peu d'ampoules sont formées.

20 juin. Je crois que je commence à marcher avec moins d'hésitation et que mes jambes sont moins faibles. Depuis quelques jours, je me réveille avec l'expression la plus naturelle du retour des forces viriles que j'avais perdues.

21 juin. Je n'ai pu garder les ventouses que cinquante minutes. Des ampoules assez fortes se sont formées; elles rendent la marche difficile. J'ai éprouvé une sensation d'oppression de la poitrine pendant l'action des ventouses. Un malaise général a persisté toute la journée; pendant la nuit le sommeil a été assez bon.

22 juin. Faiblesse et accablement pendant une grande partie de la journée; légère douleur rhumatismale dans tout le corps; état de courbature dû à une variation brusque dans la température; amélioration sensible dans la soirée.

23 juin. Bains gélatineux, traitement ordinaire, frictions, tisanes, exercices gymnastiques, amélioration très-sensible de l'état général; la marche me paraît plus assurée, malgré la douleur qu'occasionnent les ampoules.

24 juin. J'ai gardé dix ventouses pendant une heure, mon dos était couvert d'ampoules; une

ventouse a donné du sang. J'ai éprouvé une grande faiblesse pendant une partie de la journée et j'ai eu la poitrine oppressée. Je remarque que le traitement donne de la force aux jambes, malgré la faiblesse momentanée que j'éprouve après chaque application de ventouse; tous les matins les érections que j'ai signalées se renouvellent.

25 juin. Bain gélatineux, frictions sur les membres, accablement général occasionné par les grandes chaleurs.

26 juin. Même état; traitement ordinaire.

27 juin. Dix ventouses ont été gardées pendant une heure; le dernier quart d'heure est toujours très-pénible; il se produit un grand nombre d'ampoules; je marche beaucoup mieux.

28 juin. Bain gélatineux. Dîner en ville; fait un petit *extra* sans en ressentir de malaise.

29 juin. Il m'a été impossible de garder mes ventouses plus de cinquante-cinq minutes; j'avais la poitrine oppressée et la respiration entrecoupée; la douleur était très-vive; de nombreuses ampoules se sont formées. Une demi-heure après avoir enlevé les ventouses j'étais mieux et le reste de la journée s'est bien passé.

Rien de nouveau les deux jours suivants.

2 juillet. Je n'ai pu garder les dix ventouses que cinquante minutes; dans le dernier quart d'heure ma respiration devint de plus en plus

courte; ma poitrine était tellement oppressée que je n'y pouvais tenir. Il y avait, sous chaque ventouse, de nombreuses ampoules qui m'ont gêné beaucoup dans mes exercices gymnastiques. J'ai bon appétit et bon sommeil; les forces viriles sont entièrement revenues.

Pendant les jours suivants, même traitement. La marche devient de plus en plus assurée.

6 juillet. J'ai gardé les ventouses pendant une heure ; beaucoup de vésicules ont fourni une grande quantité d'un liquide rougeâtre. La poitrine a été moins oppressée, le mieux continue, la sensibilité de la peau reparaît.

7 et 8 juillet. Même état.

9 juillet. Gardé les ventouses cinquante-cinq minutes. La souffrance a été très-vive ; beaucoup d'ampoules se sont formées et ont rendu une assez grande quantité d'eau mêlée d'un peu de sang.

10 et 11 juillet. Traitement ordinaire. Bain gélatineux. Les jambes deviennent de plus en plus fortes.

12 juillet. J'ai gardé les ventouses pendant cinquante minutes ; elles ont donné beaucoup d'ampoules et une grande quantité de liquide. L'oppression de la poitrine a été plus forte que les jours précédents.

13 juillet. Traitement ordinaire. Toujours plus d'aplomb dans la marche.

14 juillet. Je suis allé à la campagne, et à pied, du faubourg Montmartre à l'embarcadère d'Orléans ; j'ai eu très-chaud sans cependant éprouver beaucoup de fatigue. Le soir je suis revenu, à pied, de l'embarcadère, jusqu'au faubourg Montmartre. J'ai dormi pendant onze heures ; je n'ai point éprouvé de fatigue dans les jambes ; il y a donc un mieux très-sensible et je me croirais tout à fait guéri, si je ne me sentais encore dans la jambe droite un peu de roideur et d'engourdissement.

Le dimanche au soir, en revenant de la campagne, j'ai manqué le convoi ; j'ai pu courir dans l'espérance d'arriver assez tôt et, à cela près d'un peu d'essoufflement, je n'ai point éprouvé de fatigue.

15 juillet. Même traitement. Bain gélatineux, exercice gymnastique très-facile ; j'ai toujours l'appétit et le sommeil bons. Les jours suivants, même traitement ; amélioration progressive.

18 juillet. J'ai gardé dix ventouses pendant cinquante-cinq minutes ; j'ai éprouvé de l'oppression à la poitrine pendant l'application. Les jambes vont toujours de mieux en mieux.

Pendant les jours qui suivent, les ventouses sont appliquées tous les deux jours ; l'état général s'améliore d'une manière très-manifeste. La sensibilité de la peau des jambes revient graduellement ; je puis faire de longues promenades sans éprouver de fatigue. La marche est assurée. Les urines sont expulsées avec facilité ; les manifestations viriles se renouvellent chaque jour.

25 juillet. Traitement ordinaire. Bain de feuilles de noyer. Après le bain j'éprouve une douce chaleur dans les jambes ; la sensibilité est entièrement revenue.

Lorsque je commençai le traitement du docteur B....., le 18 mai 1840, j'avais une maladie de la moelle épinière, dont l'effet se portait principalement sur mes jambes, mais plus particulièrement sur la droite ; il en résultait une paralysie incomplète qui altérait visiblement la marche ; la peau était insensible ; la vessie fut sans doute également atteinte, car j'urinais avec difficulté et mes forces viriles étaient entièrement annihilées ; néanmoins le plus léger contact féminin suffisait pour produire une émission involontaire.

Je fus alors traité pour un rétrécissement du canal. A cette époque, l'expulsion des urines était tellement difficile que j'étais obligé de faire de très-grands efforts qui déterminaient, en même temps, l'évacuation des matières *intestinales,* dont le passage était involontaire et inaperçu ; cet état était pour moi une grave infirmité.

Après six semaines de traitement je me trouvais seulement mieux. Aujourd'hui, 1ᵉʳ août, je marche très-bien ; je n'ai plus dans la jambe droite ce léger engourdissement qui persistait encore il y a quelques jours. La sensibilité de la peau est revenue. Depuis quelques jours j'éprouve dans les deux jambes un léger fourmillement, accompagné de chaleur et d'une sensibilité qui n'existait pas précédemment. En définitive, l'état général de ma santé est plus satisfaisant, et toute mon économie a beaucoup gagné en force.

Deux applications de ventouses sont faites dans l'intervalle du 4 au 10 août; un vésicatoire volant est appliqué pour compléter l'action des ventouses et le 12 août je me trouve parfaitement bien. La marche est ferme et facile; le fourmillement a entièrement disparu; toutes les fonctions s'exécutent avec facilité, je me dispose à partir pour la campagne.

SIXIÈME OBSERVATION.

M. B..... est né en 1783 ; il est d'une taille élevée et d'une constitution pléthorique. M. B..... menait à vingt-quatre ans une vie très-active. Pendant une course à cheval, il fut mouillé par une pluie abondante et obligé de garder ses vêtements mouillés. Quelques jours après il ressentit les premières atteintes d'un rhumatisme, à la cuisse gauche un peu au-dessus du genou, accompagné d'une sensation de refroidissement et de picotements. Après une vigoureuse friction les douleurs cessèrent et ne revinrent qu'à de longs intervalles. A l'âge de trente-deux ans l'état général était bon, mais les douleurs revenaient et passaient d'une place à l'autre, dans les cuisses et quelquefois dans les bras.

A l'âge de cinquante-six ans les crises rhumatismales eurent plus d'intensité et durèrent de dix à quinze jours ; elles se renouvelèrent plusieurs fois dans l'année. Par suite des conseils de son médecin, M. B..... alla passer une saison aux eaux de Plombières, mais sans aucun résultat satisfaisant ; car, quelque temps après son retour, il fut pendant quinze jours sans pouvoir marcher. La douleur s'était fixée au pourtour du genou droit ; il y avait de la rougeur et de l'enflure. Les crises revenaient plusieurs fois dans l'année, leurs places variaient ; elles affectaient successivement les genoux, les orteils, les talons et le cou-de-pied ; chacune de ces parties fut attaquée séparément. Cet état de choses existait encore à l'âge de cinquante-sept ans, et les médecins déclarèrent qu'en outre des accidents de rhumatisme il y avait aussi des attaques de goutte ; ils prescrivirent les eaux de Vichy pendant les années 1844, 1845, 1846 et 1847. Dès la première année les accès de goutte diminuèrent de durée et tendirent à s'éloigner. En 1845, M. B..... n'éprouva qu'un seul accès.

En 1846 et 1847 il n'eut point d'accès de goutte, mais des douleurs de rhumatisme parcoururent plusieurs parties du corps alternativement et sans continuité. Il est à observer que M. B..... fit usage, pour boisson habituelle, de bicarbonate de soude mélangé de vin de Bordeaux et d'eau de Seltz naturelle ; M. P....., qui avait ordonné cette boisson, lui attribue l'absence de la goutte.

En 1839, M. B..... a été atteint d'une affection de la vessie qui a commencé par une incontinence d'urine nocturne d'abord faible, mais qui augmenta successivement. En 1843, cette incontinence se manifesta pour la première fois pendant le jour. Un médecin spécial reconnut une faiblesse du sphincter, avec paralysie de la vessie. Une application de pierre infernale fut pratiquée sur le col de la vessie et on prescrivit des injections et des bains de siége froids, la compression de la verge pour empêcher l'écoulement des urines hors le cas de l'emploi de la garde-robe. Bientôt l'incontinence cessa et il fallut faire usage de la sonde pour satisfaire au besoin d'uriner. Il avait été prescrit des frictions avec la lie de vin, puis le docteur P..... conseilla d'y substituer l'eau-de-vie. Ces frictions ont été continuées jusqu'à ce jour. Les bains de siége furent pris pendant deux mois, puis abandonnés ainsi que les injections par suite d'un écoulement sanguin. Le docteur

C....., consulté, déclara qu'il n'y avait aucun catarrhe, aucun calcul, ni aucune adhérence. Il prescrivit de continuer les frictions. La faiblesse de M. B....., sous le rapport de la marche, a commencé à l'époque de l'incontinence d'urine et s'est augmentée successivement depuis 1843, époque à laquelle il a aussi ressenti dans les reins une espèce de gêne et d'engourdissement. Maintenant il serait impossible à M. B..... de faire une centaine de pas, et même moins, sans être épuisé et sans courir le risque de tomber s'il ne trouvait un appui. Il peut encore monter les escaliers en s'aidant de la rampe ou de sa canne; il les redescend avec moins de facilité qu'il ne les monte. Il éprouve une grande gêne et quelquefois une douleur vive dans les reins et les genoux lorsqu'il est assis et en se relevant; cette douleur s'accompagne d'un sentiment de faiblesse qui se fait sentir lorsque M. B..... a été longtemps assis, surtout à la fin de la journée; alors il faut l'aider à se lever et, mis debout, il lui serait impossible de marcher immédiatement; mais peu d'instants après il peut faire quelques pas; il ne souffre presque jamais au lit, sauf quelques picotements très-rares et sans suite. M. B..... dort assez bien quoiqu'il se réveille plusieurs fois dans la nuit; il n'a jamais eu de migraine; mais, deux fois seulement et à un assez long intervalle, M. B....., s'est réveillé la nuit à son heure habituelle et il a ressenti une douleur au front, qui s'est dissipée en peu de minutes.

M. B..... a éprouvé, à plus de six mois de distance, des accès de fièvre avec tremblement et faiblesse complète des jambes ; ils dispàraissaient dès que M. B..... se mettait au lit ; il y a un an environ que ces accès n'ont pas reparu.

Il existe parfois de la constipation qui cède aux simples moyens employés en pareil cas.

A sa première visite, le docteur B..... constate l'état suivant : M. B..... est d'un embonpoint excessif, la figure est très-colorée et légèrement cyanosée, la conjonctive est injectée, l'œil est saillant et ne paraît point jouir de son expression habituelle ; il existe une surdité très-grande, la parole est lente, la langue, embarrassée, articule difficilement les mots ; la tête est inclinée sur la poitrine ; le malade ne se lève de son fauteuil qu'avec une extrême difficulté, et après s'être mis debout, il ne peut tendre complétement les jambes ; il éprouve alors dans les extrémités inférieures un tremblement qui ne lui permet que de faire quelques pas, avec la plus grande hésitation, et à l'aide d'une canne. Le corps est lourd, les jambes ont la plus grande difficulté à se détacher du sol ; la sensibilité de la peau des membres inférieurs est un peu diminuée. M. B..... paraît être atteint d'une *congestion chronique* du cerveau et de la moelle épinière, compliquée de *rhumatisme vague.*

Le docteur B..... prescrit une tisane de chicorée et de pensées sauvages, sucrée avec du sirop de chicorée composé (une tasse matin et soir), tisane de chiendent et queues de cerises pendant la journée. Frictions sur le dos et les membres avec des flanelles trempées dans du vin aromatique. Nourriture légère, composée de viandes blanches, poissons, légumes frais ; une cuillerée de vin de Bordeaux par verre d'eau de Vichy.

23 mai 1850. Les frictions ordonnées ont produit des picotements assez vifs. Quelques douleurs au genou gauche se sont fait sentir dans le bain.

24 mai. Une saignée de 700 grammes est pratiquée dans la journée. L'embarras dans les reins est peu sensible ; M. B... a pu faire quelques pas dans l'appartement.

25 mai. M. B... éprouve dans les jambes des douleurs sans persistance ; il sent une faible gêne dans les reins ; il fait un peu d'exercices dans l'appartement.

26 mai. Pris un bain et fait quelques pas ; l'embarras dans les reins est un peu diminué. M. B... éprouve de la faiblesse dans les cuisses et dans les jambes, quelques douleurs dans les membres inférieurs, mais elles sont de peu de durée.

27 mai. La gêne dans les reins tend à diminuer; la marche n'a pas été plus facile, mais elle a eu lieu sans trop de fatigue.

28 mai. Les frictions font rougir la peau et occasionnent des picotements assez vifs; douleurs à la suite de la promenade; sentiment de lassitude et de faiblesse.

29 mai. Douze ventouses sont appliquées sur le dos; frictions en dehors de la ligne des ventouses, sur les cuisses et les jambes; les ventouses ont été conservées vingt-deux minutes; elles ont déterminé des picotements pendant tout le temps. L'irritation causée par la friction dure quelques instants après, mais ne fait éprouver qu'un sentiment de chaleur.

30 mai. Le malade prend un grand bain et un lavement. A trois heures, une douleur assez vive se fait sentir dans la partie charnue de la jambe et à l'extrémité du pied gauche; elle diminue successivement et disparaît entièrement dans le lit. La gêne dans les reins est plus forte que pendant les jours précédents, sans être cependant portée jusqu'à la douleur. Bain après lequel M. B..... éprouve beaucoup de faiblesse et ne peut prendre d'exercice à l'extérieur.

31 mai. Le malade prend un bain de mains qui fait porter le sang à la peau; il sent de la faiblesse dans les jambes; promenade dans l'appartement;

picotement et douleur dans les membres. La gêne dans les reins est presque insensible.

1er juin. Après le bain entier, M. B... se trouve un peu affaibli, et la fatigue se fait sentir dans les cuisses, les genoux et les jambes; il ne fait que peu d'exercices dans l'appartement; il a ressenti quelques douleurs courtes et peu fréquentes. Les frictions qu'on lui a faites ont irrité la peau.

2 juin. Même état. Application de douze ventouses pendant une heure; elles ont formé des vésicules et rendu beaucoup d'eau; de forts picotements se font sentir pendant toute la soirée.

3 juin. Le malade prend un bain; il fait une promenade extérieure d'un quart d'heure en deux reprises et fort doucement. Il n'éprouve pas de douleurs dans les reins. La promenade a peu fatigué; la somnolence après le dîner a eu lieu comme de coutume; elle a duré une heure sans déterminer un sommeil complet.

4 juin. Application de douze ventouses; marche peu longue au pas gymnastique. M. B..... n'a éprouvé aucune gêne dans les reins, point de douleur et peu de fatigue de la promenade du jour précédent. Les ventouses ont été assez douloureuses; elles ont produit beaucoup de sérosité et de sang; l'écoulement a continué pendant la soirée, la parole paraît plus facile, l'œil est plus animé, la conjonctive moins injectée.

Le 5 juin. Grand bain et marche gymnastique dans l'appartement. Les ventouses ont encore coulé pendant la journée. Un assez grand nombre de vésicules existaient au moment du coucher. La fatigue se fait sentir dans les cuisses, les genoux et les jambes après l'exercice; les reins ne sont point douloureux.

6 juin. Bain de mains et exercices gymnastiques à trois reprises. Les ventouses produisent moins de vésicules que précédemment. Le malade éprouve peu de douleurs. La fatigue n'est pas très-grande et la gêne des reins à peu près nulle.

7 juin. Grand bain. Peu de gêne dans les reins; peu de douleurs, sauf quelques picotements dans les cuisses; tremblement dans les membres inférieurs, lorsque M. B..... cherche à se lever. La somnolence revient après le dîner.

8 juin. Douze ventouses; exercices gymnastiques. La marche est un peu plus facile; le soir, un peu de fatigue se fait sentir, particulièrement dans les muscles des cuisses.

9 juin. Le bain produit de la faiblesse, et les exercices gymnastiques donnent lieu à de la fatigue.

10 juin. On pratique une saignée de 600 grammes qui occasionne de la faiblesse dans tout le corps. L'état des reins est le même. La marche a été un peu plus difficile dans la journée; mais la

fatigue dans les cuisses a été moins forte. Vers deux heures, une douleur se fait sentir au-dessus du genou gauche ; elle dure jusqu'à trois heures du matin avec assez de violence pour interrompre le sommeil ; puis elle se dissipe dans la matinée. Après le dîner, il y a un peu de somnolence.

11 juin. Même état. La douleur du genou gauche revient dans la soirée ; elle disparaît pendant la nuit. Les urines sont peu abondantes.

12 juin. Douze ventouses sont appliquées pendant une heure ; bain de mains et exercices gymnastiques. La faiblesse se fait sentir ; il y a peu de douleurs dans les membres. La somnolence apparaît après le dîner ; les exercices gymnastiques la dissipent.

13 juin. Grand bain. La faiblesse se fait sentir dans la soirée, et, en se levant, M. B..... éprouve plus d'hésitation et de tremblement que les jours précédents. Quelques douleurs se font sentir à la hanche, mais point au bas des reins.

14 juin. Douze ventouses, bain de mains, marche gymnastique. M. B..... n'éprouve aucune douleur dans les reins ; la faiblesse est moins grande, la marche plus facile ; la figure est moins colorée ; la parole est facile ; l'ouïe paraît moins dure.

15 juin. Grand bain gélatineux, exercices gymnastiques pendant vingt minutes. Point de dou-

leurs dans les reins ni les membres ; un peu de sensibilité à la hanche ; la marche est plus facile et assurée. Le malade peut se lever de son fauteuil sans éprouver un tremblement aussi prononcé que celui des jours précédents.

16 juin. M. B..... ressent beaucoup de faiblesse dans les jambes et dans les cuisses ; le tremblement est plus fort que la veille. Plusieurs fois, M. B..... éprouve des secousses très-violentes dans les parties. Il n'y a point eu de douleurs dans les reins. Dans la soirée, le malade a été pris de frissons qui se sont renouvelés après une demi-heure de sommeil ; ils ont été suivis d'une grande chaleur qui a duré deux heures. Pendant le reste de la nuit, M. B..... a été calme.

17 juin. Application de douze ventouses, bains de mains et exercices gymnastiques. La faiblesse de la veille a beaucoup diminué dans les genoux où elle se faisait principalement sentir. Deux exercices sont faits avec facilité, le troisième devient moins facile. Les ampoules rendent beaucoup de sang ; elles ont été douloureuses pendant toute la journée. Point de douleurs ni de gêne dans les reins ; presque pas de tremblement en se levant. Somnolence prolongée après le dîner.

18 juin. Grand bain et exercices gymnastiques. Quatre ventouses ont continué à donner du sang pendant la nuit et toute la journée ; elles font

éprouver des picotements et des déchirements. Les forces n'ont pas diminué. Le malade éprouve un peu de fatigue, mais point de douleurs vagues dans les membres ni aux reins.

19 juin. Bain de mains. M. B..... descend dans le parc où il fait une promenade de deux cents pas environ au pas gymnastique. Douze ventouses sont appliquées et gardées une heure ; elles sont très-douloureuses. Dans la soirée, M. B..... est fatigué des suites de la promenade. Point de douleurs dans les reins, somnolence après le dîner.

20 juin. Grand bain gélatineux ; promenade dans le parc pendant quarante-cinq minutes ; quelques pas gymnastiques dans l'appartement. L'état des forces est assez satisfaisant. Le soir, le malade éprouve un peu de fatigue dans les genoux et dans les jambes. Les ventouses continuent à rendre du sang. Point de sensations douloureuses dans les reins ni dans les membres.

21 juin. Application de douze ventouses ; bain de mains, exercices gymnastiques ; promenade dans le parc. Le malade avait moins de force ; il n'a pu faire que peu d'exercices gymnastiques. La fatigue se fait sentir principalement dans les genoux. Point de douleur ; la somnolence reparaît après le dîner, mais elle cède à la moindre distraction.

22 juin. Bain de gélatine ; exercices gymnasti-

ques. En se levant de son fauteuil, M. B..... ressent une douleur assez vive au genou gauche, laquelle se renouvelle par le mouvement de la jambe; il éprouve aussi un embarras dans le genou droit, une faiblesse et un tremblement dans les parties inférieures. Les reins ne sont point douloureux; la somnolence n'a pas reparu après le dîner.

23 juin. Application de douze ventouses; promenade d'un quart d'heure en deux reprises, et exercices gymnastiques. Le malade a moins de fatigue que la veille; il ne lui reste qu'un peu de gêne dans le genou; point de douleurs dans la cuisse ni dans les reins; les ventouses ont eu peu d'effet.

24 juin. Grand bain, exercices gymnastiques, promenade d'une demi-heure en deux fois. M. B.., éprouve un peu de fatigue dans les genoux; point de douleurs dans les membres ni dans les reins; un peu de fatigue le soir et de somnolence après le dîner.

25 juin. Bain de mains, douze ventouses, promenade d'une demi-heure en deux fois; les ventouses ont eu beaucoup d'effet; la fatigue de la promenade se fait sentir, le soir, par de la gêne et de la faiblesse dans les genoux. Les reins sont en bon état; picotements dans la cuisse gauche; somnolence après le diner.

26 juin. Grand bain, promenade de cinquante-

cinq minutes en trois reprises, exercices gymnastiques après la promenade; les ventouses ont continué à donner de la sérosité; les genoux sont moins embarrassés, ce qui a permis de prolonger la promenade. La fatigue se fait toujours sentir le soir.

27 juin. Douze ventouses, bain de mains, promenade de trente minutes en deux reprises, exercices gymnastiques, faiblesse dans les genoux, ce qui empêche de prolonger la promenade; les ventouses ont eu beaucoup d'effet; la lassitude est très-grande; le temps a été orageux.

28 juin. Bain de mains, promenade de trente minutes en deux reprises; l'influence de l'orage fait éprouver à M. B... une faiblesse dans les genoux et les mollets; il y a peu de douleurs. Les ventouses ont été incommodes; un rhume se manifeste avec beaucoup d'oppression.

29 juin. M. B... prend un bain de mains; il ressent de la faiblesse dans les jambes et les cuisses, et en marchant il éprouve des douleurs de courbature.

30 juin. Grand bain. Le malade marche dans l'appartement et fait quelques exercices gymnastiques; on lui applique douze ventouses qui ont peu d'effet. La lassitude est moins forte que le jour précédent, mais elle se porte sur les genoux et les jambes avec douleurs dans les mollets, ressemblant à des crampes.

1er juillet. Bain de pieds, promenade et exercices gymnastiques ; la fatigue n'est pas plus grande, mais le malade éprouve pendant le bain de la douleur dans les mollets et des élancements vifs dans le pied gauche. La douleur des mollets rend la marche assez pénible ; somnolence et oppression après le dîner.

2 juillet. Application de douze ventouses ; frictions sur les flancs, ainsi qu'aux genoux et aux mollets. Le malade a moins de fatigue, mais il ressent encore des douleurs dans les mollets et se trouve réduit à marcher peu. Les ventouses ont un peu d'effet ; le rhume diminue.

3 juillet. M. B... fait ses exercices gymnastiques et une promenade dans le parc ; il prend un grand bain ; il éprouve dans le mollet droit des douleurs qui l'empêchent de marcher. Les douleurs disparaissent après le bain ; les forces reviennent, mais la fatigue persiste le soir, ainsi que la somnolence après le dîner.

4 juillet. Bain de mains. Bouillon aux herbes et limonade purgative ; résultat peu sensible ; dans la soirée, grande faiblesse accompagnée de tremblement dans les cuisses et les jambes ; le malade marche peu et se couche de bonne heure. Il se manifeste, au moment du coucher, un peu de chaleur générale.

5 juillet. Grand bain et promenade d'une dé-

mi-heure, avec un seul repos. Frictions et exercices gymnastiques ; quelques douleurs et un peu
de fatigue se font ressentir à la fin de la journée.

6 juillet. Douze ventouses sont appliquées et
gardées pendant une heure ; elles sont actives et
donnent beaucoup de sérosité ; exercices gymnastiques et promenade suivis d'un peu de fatigue,
douleurs vagues sans continuité. Le visage a entièrement perdu sa teinte cyanosée, l'œil a repris
son expression intelligente et vive ; la tête est
moins lourde et moins inclinée sur la poitrine ; la
dureté de l'ouïe est un peu diminuée.

7 juillet. Bain de mains ; exercices gymnastiques. La promenade, quoique plus longue que la
veille, n'a point occasionné de fatigue. Cette promenade a été faite sans secours étranger. La somnolence, si persistante après dîner, dépend de la
gêne de la respiration et de l'état d'obésité.

8 juillet. Grand bain et promenade , exercices
gymnastiques. Les ventouses ont eu de l'effet.
M. B..... ne ressent qu'une fatigue légère.

9 juillet. Application de douze ventouses et
bain de mains. Promenade jusqu'au Tapis-Vert
(pouvant représenter, aller et retour, 2 kilomètres) ; un peu de fatigue le soir. Les ventouses
ont fourni beaucoup d'ampoules.

10 juillet. Les ventouses ont encore eu de
l'effet. Longue promenade de cinquante minutes,

coupée par trois repos ; un peu de fatigue le soir.

11 juillet. Bain de mains et exercices gymnastiques ; promenade d'un kilomètre environ, exécutée en partie sans appui. Un peu de fatigue le soir.

12 juillet. Grand bain ; exercices gymnastiques ; promenade d'environ cinquante minutes en trois reprises. Le temps est lourd et chargé d'électricité ; M. B..... ressent beaucoup de faiblesse, ainsi qu'un peu de douleurs dans plusieurs régions, principalement dans le pied gauche et le genou droit. Somnolence après dîner.

13 juillet. Application de douze ventouses. Exercices gymnastiques et petite promenade dans le parc, en raison de la faiblesse dans les genoux, que le malade éprouve en se levant de son fauteuil. Les ventouses ont eu peu d'effet.

14 juillet. Bain de mains ; exercices gymnastiques. Lorsque M. B..... se tient debout, il ressent dans la partie inférieure du genou droit une légère douleur accompagnée de faiblesse, de tremblement, suivis d'un affaissement involontaire ; la marche est difficile et le malade ne peut se promener ; il fait quelques exercices gymnastiques avec l'aide d'un bras. Les ventouses ont eu un peu d'effet. Le temps est orageux.

15 juillet. Bain de feuilles de noyer, prome-

nade dans le parc et exercices gymnastiques. M. B..... éprouve moins de faiblesse ; on lui fait des frictions au genou dans lequel il existe de la gêne et de la faiblesse. Le tremblement a été moins fort.

16 juillet. Application de douze ventouses ; bain de mains, promenade au parc et exercices gymnastiques. Le malade avait peu de force dans les genoux en se levant de son fauteuil. Les ventouses font beaucoup d'ampoules. Des sinapismes sont promenés sur le genou.

17 juillet. Exercices gymnastiques ; petite promenade dans le parc. Les sinapismes ont produit de la rougeur, mais l'état du genou est resté le même ; M. B..... est obligé de se servir d'un bras pour faire les exercices gymnastiques.

18 juillet. Application de douze ventouses ; exercices gymnastiques avec l'aide d'un bras. Le malade éprouve de la faiblesse et de la douleur dans les genoux.

19 juillet. Bain avec feuilles de noyer, exercices gymnastiques. M. B..... ressent beaucoup de faiblesse dans les jambes et les genoux. Les frictions ont diminué la douleur, principalement dans le genou gauche. M. B..... fait une petite promenade ; beaucoup de somnolence après le dîner.

20 juillet. Douze ventouses sont appliquées ; bain de mains. Pendant quelques heures il a existé

de la douleur à la cuisse et à la jambe gauches. La nuit a été bonne. Le matin, la faiblesse des genoux avait diminué et le malade a pu faire assez facilement les exercices gymnastiques, mais l'un d'eux, assez difficile, lui a occasionné une courbature et a contraint M. B..... au repos. Les ventouses ont eu assez d'effet.

21 juillet. Le malade éprouve, pendant la nuit, une forte douleur dans le genou droit; mais elle cède après une friction. La faiblesse ne permet qu'une très-petite promenade et des exercices. gymnastiques modérés.

22 juillet. On pratique une saignée de 560 gr.; petite promenade dans la journée. Le malade éprouve un peu de faiblesse.

23 juillet. On applique au malade un vésicatoire au bas du dos; la douleur qu'il produit est peu vive. La faiblesse a été grande pendant toute la journée.

24 juillet. Bain de gélatine. Le vésicatoire fournit une grande quantité de liquide. La faiblesse du malade est assez grande pour l'empêcher de sortir. Le jour, il y a de l'enflure au bas des jambes et aux chevilles.

25 juillet. On pose douze ventouses. M. B..... fait une petite promenade après laquelle il est fatigué. Les ventouses ont eu de l'effet. Le vésicatoire n'est pas encore sec. Les jambes sont un

peu moins enflées qu'elles ne l'étaient la veille.

26 juillet. Bain de gélatine. La fatigue étant moindre et les tremblements ayant disparu, le malade fait une promenade dans le parc, puis il marche beaucoup dans l'appartement. Le bas des jambes est encore enflé au moment de se coucher.

27 juillet. Application de douze ventouses ; bain de mains ; promenade dans le parc, interrompue par un seul temps de repos. M. B..... éprouve de la fatigue ; mais, quelques heures après, les forces reviennent, et il peut faire ses exercices gymnastiques.

28 juillet. Bain de mains ; exercices gymnastiques nombreux et longs ; petite promenade au par

29 juillet. Bain de gélatine ; peu de faiblesse dans les genoux. Le malade fait une promenade de cinquante minutes, interrompue par deux repos. Peu d'exercices gymnastiques.

30 juillet. Application de douze ventouses ; promenade au parc ; exercices gymnastiques. Les ventouses ont eu quelque effet. M. B..... sent de la faiblesse et de la fatigue vers le soir. (Temps orageux.)

31 juillet. Exercices gymnastiques ; faiblesse et douleur légère dans le genou droit ; promenade de cinquante minutes avec un seul repos. Le soir, fatigue.

1er août. Application de douze ventouses ; bain de mains; promenade de cinquante minutes en deux reprises. M. B... sent de la faiblesse dans les genoux, un peu de douleur dans les cuisses et le genou droit. Les ventouses font beaucoup souffrir et ne peuvent être endurées plus de cinquante minutes.

2 août. Bain de gélatine ; promenade au parc de cinquante minutes avec trois repos ; fatigue après la promenade.

3 août. Promenade et exercices gymnastiques. Le malade ressent, en quittant son fauteuil, une grande fatigue dans les genoux et de la douleur dans la cuisse droite. Après quelques pas, la douleur se dissipe.

4 août. Promenade au parc ; exercices gymnastiques. La douleur dans la cuisse droite est très-légère ; elle se dissipe en marchant. Les genoux étant moins faibles, la promenade peut être poussée jusqu'à la grille de Trianon. L'allée et le retour équivalent, au moins, à 3 kilomètres. Cette promenade dure une heure et dix minutes ; elle est interrompue par trois repos, non compris dans ce laps de temps. Au retour, la fatigue ne permet à M. B..... de faire que quelques exercices gymnastiques.

Aujourd'hui M. B..... marche bien ; sa figure est belle ; l'œil est vif et intelligent, le sourire fin, la parole facile ; la surdité est considérablement diminuée et réduite seulement à de la dureté de l'ouïe. La tête se redresse sur les épaules, mais celles-ci restent un peu voûtées ; l'appétit est excellent ; les digestions sont faciles ; le sommeil est bon ; toutes les fonctions s'exécutent parfaitement.

Le traitement est terminé ; mais, pendant les jours suivants, le temps est humide et froid, il pleut par torrents ; la douleur rhumatismale de la cuisse droite reparaît ; elle s'aggrave par la contraction musculaire, et il devient évident que M. B..... est atteint d'un rhumatisme des muscles de la cuisse. Le repos est conseillé pendant quelque temps ; on frictionne la région douloureuse avec un liniment laudanisé.

15 août. Apposition de douze ventouses ; marche gymnastique dans l'intérieur de l'appartement. Les ventouses ont été conservées pendant trois quarts d'heure ; trois seulement ont donné des cloches avec évacuation de sang. Le mauvais temps n'a pas permis de sortir, et la douleur, quoique moins vive, persiste à la cuisse droite et aurait rendu la marche difficile. Cette même raison a fait restreindre la promenade intérieure et les exercices gymnastiques.

16 août. Marche gymnastique dans l'appartement et promenade. La douleur dans la cuisse droite a continué, et la marche n'a pu s'effectuer qu'à l'aide d'une canne.

17 août. Apposition de douze ventouses; fait dans l'intérieur quelques promenades et les exercices gymnastiques. Application d'un cataplasme de graine de lin sur la cuisse droite, le soir en se couchant. Trois ventouses seulement ont déterminé des cloches et un écoulement mêlé d'un peu de sang. La cuisse droite est toujours douloureuse, elle est courbaturée; le cataplasme de graine de lin, arrosé d'un liniment opiacé, a été conservé jusqu'à deux heures du matin.

18 août. Exercices gymnastiques, promenade dans le parc. Fait les frictions, apposé un cataplasme de graine de lin sur la cuisse droite. La douleur est à peu près la même; elle se fait surtout sentir lorsqu'on soulève la jambe gauche en portant le poids du corps sur la droite. Ce n'est qu'à l'aide d'un bras et d'une canne que la promenade a pu avoir lieu.

19 août. Fait des exercices gymnastiques, petite promenade dans le parc; appliqué un cataplasme de graine de lin sur la cuisse droite après les frictions ordinaires; la douleur dans la cuisse existe toujours, mais un peu moins forte. La promenade s'est composée d'un tour entier de la pièce d'eau, équivalant à trois cents pas, avec un repos seulement. La marche a été un peu plus facile; cependant elle n'a pu se faire qu'au moyen d'un bras et d'une canne.

20 août. Apposition de douze ventouses ; exercices gymnastiques ; promenade dans le parc ; frictions, cataplasmes de graine de lin sur la cuisse droite. La douleur dans la cuisse est un peu diminuée. On a fait le tour du bassin, mais on a eu besoin de l'assistance d'un bras et d'une canne. Les ventouses ont été conservées trente-cinq minutes ; trois ventouses seulement ont donné de faibles cloches.

21 août. La douleur de la cuisse droite a persisté et la promenade dans le parc s'est bornée à faire le tour du bassin avec l'aide d'un bras et d'une canne. La douleur se fait toujours sentir lorsque le corps se porte sur la jambe droite.

22 août. Exercices gymnastiques, promenade dans le parc, frictions et apposition d'un cataplasme en se couchant ; la douleur a continué ; la promenade a été difficile et n'a été faite qu'à l'aide d'un bras et d'une canne.

23 août. Fait les frictions au vin et au liniment opiacé, le matin et le soir ; appliqué un cataplasme de graine de lin en se couchant. La douleur dans la cuisse droite persévérant toujours, M. B... a essayé du repos et n'a fait ni exercices ni promenade. Un peu de somnolence après le repas.

24 août. Tisane de bourrache ; fait les frictions ; application de douze ventouses et d'un vésicatoire sur la cuisse droite. Le soir, frictions sur les

reins et la cuisse gauche. Au lever, la douleur de la cuisse droite, jointe à celle du vésicatoire, rendait la marche presque impossible. Les ventouses, conservées pendant trente minutes, n'ont pas produit de cloches; l'action du vésicatoire a été assez forte.

25 août. Bu la tisane prescrite; fait les frictions sur les reins et la cuisse gauche; point de promenade ni d'exercices. Le vésicatoire a continué son effet; il était douloureux. Les douleurs dans la cuisse n'ont pas cessé, et la marche n'est pas devenue plus facile.

26 août. Même état; la marche a été des plus difficiles; affaiblissement. M. B... dort peu et par intervalles seulement.

27 août. Bu la tisane prescrite; pris un bain d'une heure et demie. Le matin, frictions sur les côtés du dos, sur la cuisse et la jambe du côté gauche; frictions sur l'épine dorsale après le bain; point de marche ni d'exercices; la douleur de la cuisse droite continue et se confond avec celle du vésicatoire qui suppure toujours.

Après le bain, M. B..... a ressenti, pendant deux heures, un tremblement nerveux et le soir il fallait l'aide de deux bras pour changer de place, en raison de la grande faiblesse des genoux et de la douleur de la cuisse. Malgré les lavements, la constipation persiste.

28 août. Point d'exercices gymnastiques ni de promenade; fait les frictions sur l'épine dorsale et sur les membres du côté gauche; pris deux lavements qui ne produisent que peu d'effet. Dans la journée, la position s'est un peu améliorée, la douleur de la cuisse droite a été un peu moins forte et, par conséquent, la marche plus facile. M. B..... a fait quelques pas dans sa chambre. Un peu de douleur rhumatismale s'est fait sentir au-dessus du genou, mais elle s'est promptement dissipée; la constipation persiste.

29 août. Bu la tisane prescrite; fait les frictions sur l'épine dorsale et les membres inférieurs du côté gauche; limonade purgative au citrate de magnésie; six tasses de bouillon de veau. La douleur de la cuisse est à peu près la même, ainsi que la difficulté de marcher. Le vésicatoire est sec, mais la peau est restée très-rouge et sensible au toucher. L'effet du citrate s'est fait attendre, mais il a produit plusieurs évacuations.

30 août. Pris la tisane prescrite; fait les frictions sur l'épine dorsale et les membres du côté gauche; pris un bain, à l'eau de son, d'une heure. L'état est resté à peu près le même, mais M. B... a encore été obligé de se servir d'un bras et d'une canne pour marcher dans l'appartement. La douleur de la cuisse droite persiste, mais moins vive. La purgation de la veille a encore eu quelque effet.

31 août. La douleur de la cuisse droite étant un peu moins forte, M. B..... a commencé à marcher avec une canne.

1er septembre. Bu la tisane et fait les frictions prescrites. La douleur de la cuisse droite a diminué un peu et le malade a pu circuler dans l'appartement avec l'aide d'une canne.

2 septembre. La situation est à peu près la même; la douleur dans la cuisse droite est un peu moins forte que la veille; promenade dans l'appartement avec l'aide d'une canne.

3 septembre. Bu la tisane prescrite; application de sept ventouses sur la cuisse droite; frictions avec le liniment. Promenade en voiture; M. B..... se promène pendant dix minutes, à pied, avec une canne, quoique par précaution seulement, il se soit servi d'un bras. Sur les sept ventouses, quatre sont tombées naturellement au bout d'une demi-heure; sur les trois conservées quarante-cinq minutes, deux seulement ont donné des cloches.

4 septembre. Bu la tisane prescrite; fait les frictions sur l'épine dorsale et la cuisse gauche, avec le vin et, sur la cuisse droite, avec le liniment. Il a été fait une promenade à pied. La douleur de la cuisse gauche se fait toujours sentir lorsqu'elle supporte le poids du corps, mais elle est beaucoup moins vive. Après la promenade à pied, il y a eu de la fatigue et la douleur rhumatismale

a été remplacée par un fourmillement qui s'est fait sentir quelque temps à la place où avait été posé le vésicatoire.

5 septembre. Bu la tisane et fait les frictions. Fait une promenade alternativement à pied et en voiture. L'état de la cuisse droite reste le même ; on n'a pu marcher qu'avec l'aide d'une canne et d'un bras. Après la promenade, la douleur se fait sentir plus vivement. Quoique ne souffrant pas pendant la nuit ni quand M. B..... est au repos, son sommeil a été interrompu.

6 septembre. La douleur de la cuisse était encore très-vive lorsque M. B..... marchait. Le soir, la douleur n'était pas augmentée. Le sommeil a encore été interrompu, mais sans souffrance.

Le même état persiste pendant les jours suivants ; le traitement est continué.

13 septembre. Bu la tisane prescrite ; fait une promenade en voiture. Appliqué des cataplasmes de moutarde, sept ventouses ; fait les frictions générales. L'état de la cuisse est toujours le même, ainsi que la difficulté à marcher.

14 septembre. Frictions ; tisane de bourrache ; promenade. La douleur de la cuisse est moindre, elle ne se fait sentir que pendant la marche ; alors il y a un peu de tremblement.

15 septembre. Le matin, apposition de huit ventouses sur la cuisse, pendant trois quarts

d'heure. A quatre heures, pris un bain de baréges. Cinq ventouses ont fait de l'effet sans cependant produire de vésication. Le bain de baréges a beaucoup excité la peau et augmenté les
douleurs qui, pour la première fois, se font sentir au repos dans les deux cuisses. Pendant la
nuit, M. B..... a été presque entièrement privé de
sommeil ; la peau était sèche et chaude.

16 septembre. Bu la tisane prescrite ; fait les
frictions. Application de douze ventouses sur le
dos ; promenade en voiture. Les ventouses ont été
conservées pendant trois quarts d'heure ; elles ont
produit un soulèvement des chairs, mais trois
seulément ont donné des vésicules. La douleur de
la cuisse a eu moins d'intensité et seulement lorsque le poids du corps est supporté par ce membre.

17 septembre. Bu la tisane de bourrache ; application de huit ventouses sur la cuisse droite ;
frictions avec le liniment sur la cuisse et avec le
vin aromatique sur le dos ; promenades en voiture. La douleur de la cuisse n'augmente pas et,
quoique la marche soit un peu facile, il serait impossible de faire une promenade à pied sans augmenter le mal. Les ventouses ont été gardées
quarante-cinq minutes ; elles ont eu de l'effet.

18 septembre. Pris la tisane prescrite et fait les
frictions ; apposé dix ventouses sur le dos ; fait
une promenade en voiture. Les ventouses ont été

conservées trois quarts d'heure ; elles ont soulevé les chairs et donné des ampoules. L'état de la cuisse est à peu près le même ; la marche est toujours douloureuse ; la montée des escaliers est difficile.

19 septembre. Dix ventouses ont été posées sur la cuisse ; les frictions ont été faites.

20 septembre. Bu la tisane prescrite ; fait les frictions ; dix ventouses sont appliquées sur le dos. La douleur de la cuisse se fait encore sentir, mais elle est un peu moins forte. M. B... n'est pas sorti pour éviter, au retour, la montée de l'escalier. Les ventouses ont été conservées pendant trois quarts d'heure ; elles ont produit quelques petites ampoules.

L'état général est toujours aussi satisfaisant qu'avant l'apparition du rhumatisme musculaire ; la douleur de la cuisse droite, pendant que ce membre se contracte pour soutenir le poids du corps, rend seule la marche difficile ; cette douleur rhumatismale paraît entretenue par les variations atmosphériques et le refroidissement de la température, car elle augmente avec le froid et diminue avec la chaleur. Le docteur B... conseille à M. B... de partir pour le Midi où la douleur, qui est aujourd'hui en voie de diminution, ne tardera pas à disparaître entièrement.

FIN DE LA PREMIÈRE SÉRIE.

CONCLUSIONS GÉNÉRALES.

De l'étude physiologique à laquelle je me suis livré dans ce travail et de l'analyse des observations que je publie, je crois pouvoir conclure dès aujourd'hui :

1° Que le fluide nerveux est une modification du fluide électrique.;

2° Que la substance blanche cérébrale est mauvais conducteur, mais qu'elle s'électrise très-facilement et qu'elle se charge d'électricité positive, vitrée ou lumineuse ;

3° Que la substance grise est mauvais conducteur de l'électricité , mais qu'elle s'électrise très-facilement, et qu'elle se charge d'électricité négative, résineuse ou calorifique ;

4° Que l'action de l'électricité positive sur l'électricité négative détermine les sensations et les différentes facultés;

5° Que la réaction de l'électricité positive donne lieu , d'une part, aux phénomènes de l'intelligence et, d'autre part, à la contraction musculaire, suivant la spécialité d'action des organes cérébraux dans lesquels cette réaction s'opère.

Le conflit qui s'opère entre l'électricité positive de la substance blanche et l'électricité négative dont est chargée la substance grise donne lieu au développement de la sensation et détermine l'action réflective de la substance grise sur la substance blanche, d'où naissent deux courants :

A. L'un sensorial qui détermine la sensibilité générale et spéciale, ou particulière à chaque organe des sens ;

B. L'autre galvanique, d'où résulte la puissance motrice.

6° Que la substance grise cérébro-rachidienne et ganglionnaire jouit de la faculté électro-génique et que cette substance se charge d'électricité négative ;

7° Que, lorsque l'action de la substance grise s'exerce très-faiblement sur les courants particuliers à la substance blanche, cette action de la substance grise *isole* le courant et le dirige ;

8° Que, de la propriété de corps *isolant* dont jouit la substance grise cérébro-rachidienne et ganglionnaire, résulte la faculté réflective cérébrale, rachidienne et ganglionnaire ;

9° Que la substance blanche transmet les impressions à la substance grise, en s'électrisant directement ou au moyen d'un courant électrique, dont le névrilème est le conducteur ;

10° Que l'action réflective de la substance

grise ganglionnaire soustrait, à l'action réflective cérébrale, les cordons cérébro-spinaux *qui entrent dans la composition* du grand sympathique, tandis que dans l'inflammation, la substance grise du grand sympathique étant insuffisante pour absorber les courants d'électricité vitrée, l'action de cette substance est surmontée par la puissance exagérée des courants centripètes; alors les appareils de la vie organique reçoivent des impressions douloureuses qui sont transmises au cerveau, lequel réagit et détermine, sur ces appareils, des phénomènes de contraction involontaire ou convulsive.

Dans tous les cas, l'action volontaire cérébrale subit l'action réflective on isolante du grand sympathique.

11° Que les nerfs sont des conducteurs du fluide électrique lumineux ou vitré, calorifique ou résineux ;

12° Que la sensibilité émane du cerveau; qu'elle résulte de l'action réflective de la substance grise, ainsi que le prouvent : 1° l'abolition de cette faculté dans la compression de la substance grise cérébrale qui détermine un arrêt dans la circulation, 2° l'abolition de cette faculté dans la syncope, 3° l'exagération de cette faculté dans l'accélération de la circulation, comme dans la joie, la colère, etc.

Dans les deux premiers exemples, la circulation cérébrale étant ralentie ou suspendue, l'action électro-génique cesse, la faculté réflective est suspendue ou abolie.

Dans le troisième exemple, l'accélération de la circulation détermine un excès d'électrisation qui exalte la puissance réflective de la substance grise.

13° Que le névrilème ne s'électrise point, mais qu'il est bon conducteur de l'électricité, et qu'il circonscrit le courant centripète qui se forme sous l'influence de l'impression, ou le courant centrifuge qui résulte de l'action réflective de la substance grise ;

14° Que le névrilème, bon conducteur, est entouré par une *atmosphère oléo-graisseuse* ou séreuse; il se trouve donc placé entre deux corps qui sont mauvais conducteurs, la substance médullaire à l'intérieur, et la substance oléo-graisseuse ou séreuse à l'extérieur;

15° Que les phénomènes intellectuels et moraux sont le résultat des facultés réflectives spéciales des appareils sensoriaux et facultatifs, coordonnées et généralisées par l'action réflective générale de la substance grise périphérique;

16° Que la faculté contractile *volontaire* est le résultat de l'action réflective de la substance grise cérébrale qui transforme, par le mécanisme précédemment décrit, le courant *impressif* ou centripète en courant *galvanique, expressif, centrifuge* et volontaire ;

17° Que la contraction musculaire instinctive est le résultat de l'action directe de la faculté réflective de la substance grise des appareils sensoriaux sur les courants centripètes, qui se convertissent, dans ces appareils, en courants centrifuges *instinctifs ;*

18° Que la faculté réflective *automatique* dérive de l'action spéciale de la substance grise rachidienne, sur les courants centripètes que l'action de cette substance convertit en courants centrifuges, ainsi que l'indique Müller, sans en expliquer le mécanisme ;

19° Que les altérations du névrilème lui-même, ou de la substance *oléo-graisseuse* ou séreuse qui *isole* les nerfs cérébro-rachidiens, donnent lieu aux *névralgies,* tandis que les mêmes altérations, produites sur la substance grise des filets nerveux du grand sympathique, donnent naissance au *rhumatisme ;*

20° Que l'inflammation résulte de l'exagération de la faculté électro-génique dont jouit la substance grise cérébro-spinale et ganglionnaire, sous l'influence d'une accélération de la circulation capillaire ;

21° Que l'exagération de la faculté électro-génique de la substance grise cérébrale suffit pour produire l'inflammation de cette substance ;

22° Que la puissance d'action de la substance grise, ainsi que celle de la substance blanche, peut être momentanément augmentée par le fait de l'inflammation elle-même ; qu'alors les fonctions des organes sensoriaux et des appareils facultatifs sont exaltées ;

23° Que, si l'exaltation persiste et augmente, la faculté réflective générale n'est plus coordonnée, ni régulièrement appliquée à chacun ou à l'ensemble des organes sensoriaux et facultatifs ou à leurs produits, et que le désordre de ces facultés en est la conséquence directe et détermine la divagation ou le délire aigu ;

24° Que l'état chronique d'exagération électrique de la substance blanche ou la diminution de l'état électrique de la substance grise produisent les lésions chroniques des appareils sensoriaux et facultatifs et donnent lieu au délire chronique ;

25° Que le délire déterminé par les boissons alcooliques, par le hachich ou l'opium, produit momentanément un état de congestion aiguë ou d'excitation caractérisé par l'exagération de la puissance électro-génique de la substance grise, ou par l'*exaltation* qui en résulte ;

26° Que l'affaiblissement de la faculté électro-génique de la substance grise, ou de son action généralisatrice, laisse prédominer l'action réflective spéciale des organes sensoriaux et facultatifs, et donne lieu aux aberrations du jugement, et aux hallucinations;

27° Que l'exagération de l'action spéciale de l'un des organes sensoriaux, ou de l'un des organes facultatifs, est exprimée par la persistance de certaines idées qui leur sont relatives et par leur expression dans le délire.

ERRATUM.

Page 154, ligne 10, *au lieu de* satyriasis, *lisez* nymphomanie.

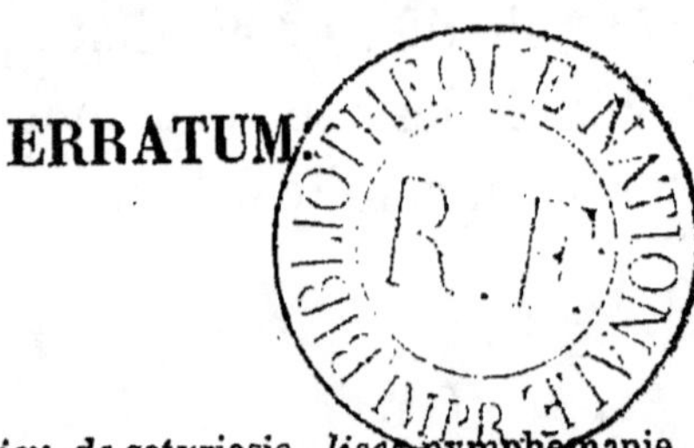

TABLE DES MATIÈRES.

FIN DE LA TABLE.

Paris.—Imprimerie de madame veuve Bouchard-Huzard, rue de l'Éperon, 5.